张 坚——著

舌诊 十讲

Tongue diagnosis
Ten lectures

第二版

全国百佳图书出版单位

中国中医药出版社

· 北京 ·

图书在版编目（CIP）数据

舌诊十讲 / 张坚著 . —2 版 . —北京：中国中医药出版社，
2021.8（2023.8 重印）

ISBN 978 – 7 – 5132 – 6999 – 5

Ⅰ.①舌… Ⅱ.①张… Ⅲ.①舌诊 Ⅳ.① R241.25

中国版本图书馆 CIP 数据核字（2021）第 094465 号

中国中医药出版社出版

北京经济技术开发区科创十三街 31 号院二区 8 号楼
邮政编码 100176
传真 010–64405721
河北品睿印刷有限公司印刷
各地新华书店经销

开本 880×1230 1/32 印张 6 字数 138 千字
2021 年 8 月第 2 版 2023 年 8 月第 4 次印刷
书号 ISBN 978 – 7 – 5132 – 6999 – 5

定价 59.00 元
网址 www.cptcm.com

服务热线 010–64405510
购书热线 010–89535836
维权打假 010–64405753

微信服务号 zgzyycbs
微商城网址 https://kdt.im/LIdUGr
官方微博 http://e.weibo.com/cptcm
天猫旗舰店网址 https://zgzyycbs.tmall.com

再版前言

本次修订主要是在第一版基础上进行了增补。增补的目的，是为了将问题讲透，讲得更清楚，以及在一些新的方面做了些尝试，希望给大家更多启发。

1. 第一讲后的"全息可贵，过犹不及"一节，主要是为大家进一步剖析全息理论在中医诊断方法中的原理，同时说明了这种方法的局限性。明白原理可以扩大其适用范围。了解了全息理论的局限性，才能更加体会到中医强调四诊合参的重要性。

2. 第七讲后的"不是一家人，不进一家门"一节，强调的是体质因素在中医诊疗活动中的重要作用，本质上是第一版第六讲和第七讲的延伸，强调了一些根深蒂固问题的真正症结。这是我对一些家庭经过多年观察总结出来的。

3. 第九讲后的"南辕北辙"一节，强调了舌诊在寒热用药方面的重要性，本质上与"一份红一份热"强调的内容一样。即舌诊要抓住两条主线：定性、定位。

4. 第十讲中增加的"情不知所起"一节，强调治病求本。这一篇也是我的一个新尝试，利用情志疾病这一类具体的问题谈舌诊的运用，以此类推，其他同道可以对自己擅长的某一类疾病进行归纳。

书中的内容都是经过我反复实践和验证的，但是个人的经验往往是有限的，希望广大的读者朋友，能在生活实践中验证书中的内容，进一步充实这门技艺。同时感谢本书的编辑伊丽萦老师为全书的语言修正做的大量工作，感谢老同学闫显栋看完再版初稿后提出的宝贵意见。

前 言

看舌是医生平时诊病过程中采集病史资料的一个重要环节。甚至很多时候，在患者对自己的症状特点描述不清的情况下，舌脉成了医生处方用药的主要依据。但是这项特色技艺掌握起来颇不容易。大学时候在中医诊断学的课程里，老师教授过舌诊的内容，但是那仅仅停留在文字叙述的层面，非常抽象，也一直没能记住。走上临床之后，我接触到真实的患者，更是发现教科书里面的舌诊内容有些抽象，临床中不好应用。于是自己开始研究舌象，起初只是为了观察患者症状变化和验证临床效果而用手机拍摄临床患者的舌象，不想几年的时间拍摄了上千张的照片，其中还有好多前后变化的对照图，这些宝贵的资料为这本书的出版垫定了坚实的基础。

我觉得自己算的上是一个喜欢独立思考、爱琢磨的人，采集大量临床素材的过程中也一直没有停止过思考，思考出的内容与教科书出入很大，很多是教科书上所没有的，这些内容我都发布在了自己的自媒体微信公共平台上，没想到自己的文章得到了大量网友的积极响应和反馈，对我产生了极大的鼓舞。但是随着对中医学习的加深和时间的推移，在特定的背景下自己的很多看法也在发生变化，书中的内容有 2016 年写的，也有 2018 年才写的，临近出版的时候又对好久之前写的东西做了大量的修改，已达到自己心目中较为理想的状态。我相信再过几年，对于一些问题的看法还会发生一些变化，所以大家看待这本书的时候也最好带着一种存疑的态度去看，去用身边实际例子验证。同时由于自己知识结构的问题，导致对很多问题的看法有些局限并不全面，但是这不妨碍用这本书去启发临床各科医生和中医的普通爱好者。

　　写作的过程中，行文较为通俗口语化，以期读者能去芜存菁，得到点滴收获。

张 坚

2019年1月

目 录

舌诊基本方法和步骤

主要抓住三个点：①看什么；②怎么看；③临床意义。

第一点：看舌主要看什么？

看舌主要看舌质和舌苔，舌质就是舌头的肉质，舌苔就是肉质表面覆盖的一层苔藓样物质。舌质和舌苔均有重要的意义，两者缺一不可。

第二点：怎么看？

基本围绕"神、色、形态"三个方面。

所谓舌神，听上去有些玄妙，通俗讲就是舌有没有活力。有神的舌应该活动自如、颜色鲜活；失神的舌头伸舌艰难、色质苍老。舌色包括舌质的颜色和舌苔的颜色。常规情况下舌质颜色分红和淡白，质红属热，质白属寒。舌苔的颜色分苔白和苔黄，常规情况下苔黄主热、主火，苔白主寒证。舌形态就是指舌的胖瘦、歪斜、凹陷、隆起等形态。偶尔也需看看舌下静脉。

第三点：如何解读看舌收集的信息

解读舌诊信息的前提是要在中医思维下用中医语言描述。

在中医体系下，抓住两条主线：定性、定位。

所谓定性就是判断疾病的寒热，分实寒、实热、虚寒、虚热。

定位就是大致判断舌的异常部位对应的中医脏腑定位，为进一步用药服务。

第 一 讲

独处藏奸

导读

　　我所说的独处藏奸理论是《景岳全书》的作者张景岳提出的，大意就是在看病的时候，我们通过收集的四诊证据来断病，如果大部分证据与诊断结果在病机上都比较一致，但是有一到两处跟其他的证据不一致，这个时候不能盲目地遵守少数服从多数原则。往往不起眼的证据才能真实反映事实的真相。远比张景岳更早的《黄帝内经》中也讲过这个规律，《素问·三部九候论》中，黄帝问：何以知病之所在？岐伯答：察九候独小者病，独大者病，独疾者病，独迟者病，独热者病，独寒者病，独陷下者病。这段话其实写的就是独处藏奸理论在脉诊中的运用，大意是我们在给患者把脉的时候，分三部九候很多部位，摸到哪个地方的脉跟别处特别不一样的时候，这往往就是问题所在。我在临床观察舌象的时候发现，独处藏奸理论其实在舌诊临床应用中也十分合适，而且主要是运用在定位诊断中。

○ 独红、厚、凸、凹均是病
——论独处藏奸理论在舌诊中的应用

　　明代医家王肯堂分析了舌与脏腑经络的联系，又加上自己的临床实践，首次提出来各脏腑在舌表面的分属区域。他在著作《医镜·论口舌证》中写道：凡病俱见于舌，舌尖主心，舌中主脾胃，舌边主肝胆，舌根主肾。这应该是脏腑在舌面分部的较早记载了，后世医家大都在此基础上进行发挥，几乎没有太大进展。大量的临床实践证明这样的划分基本是准确的。

我结合独处藏奸理论和舌的脏腑分区内容，也模仿《黄帝内经》中黄帝和岐伯的对话，拟了这么一段：

黄帝问：岐老师，看舌头怎么知道哪里病了呢？

岐伯说：看舌面前后左右当中，特别红的地方是病，苔特别厚的地方是病，特别陷下去的地方是病，特别凸起的也是病。

下面就这句经典对话给大家一一举例：

特点一：独红者病——特别红的地方是病

有次看了一个小伙子，舌头一伸（图1-1），整体看还好，但是有一块地方红红的没苔。我先以为是他吃了什么或喝了什么东西染的。

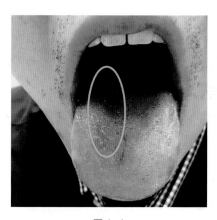

图1-1

细问小伙子得知也没吃啥喝啥，我就大胆猜测：是胃不舒服？小伙子觉得太神奇了。舌诊的分区是很准确的，舌中整体属于脾胃，脾胃是中医说法，其实所对应的西医实质器官通常包括食管、胃、肠。独独那么一块红，你不觉得异常么？为什么我会觉得那就是胃呢？详细参看本章节"特别凸出的地方是病"中最后三个例子，详见文末。

这位患者捂着自己的右腹部说隐痛不适（图1-2），我想你看到他的舌头（图1-3），应该能联系起来。应该能认识到要从肝胆论治。

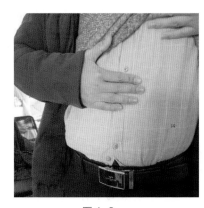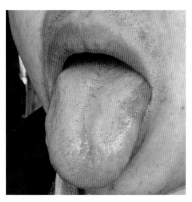

图1-2   图1-3

特点二：独厚者病——苔特别厚的地方是病

下面图中（图1-4、图1-5、图1-6）三个患者的舌苔，是不是不一样，图1-4是舌苔整体均匀地厚，图1-5是中间偏后的地方厚，而且是越到后面越厚，图1-6是只有舌根厚腻。这三个人都是我的老患者，图1-5和图1-6中的患者都有前列腺炎，总觉得下面潮湿，小便滴滴拉拉，解不干净，前面阴囊、后面肛门都潮湿。舌根主肾，舌根厚常常表现为下焦盆底问题，舌根厚腻者经常会有下面潮湿的症状。

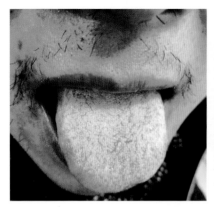

图 1-4

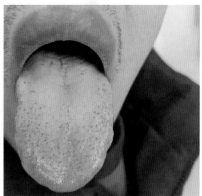

图 1-5

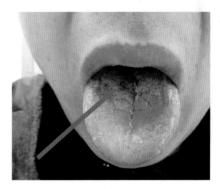

图 1-6

　　女性常常表现为盆腔部位的妇科问题，常伴有白带异常、疼痛等症状。如果舌苔黄腻，往往白带也黄得明显，比如图 1-7 这位妇女：

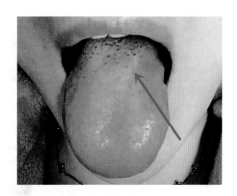

图 1-7

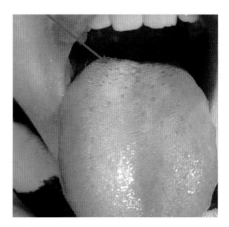

图 1-8

治疗前（图 1-7）与治疗后（图 1-8）舌苔对比明显。

下面是另外一名下焦湿热的前列腺炎患者。这些是图 1-9 前列腺炎患者治疗前中后的对比图（图 1-9、图 1-10、图 1-11）：

该患者由开始的舌根黄腻明显（图 1-9），治疗一次后变白腻（图 1-10），然后继续治疗后腻苔的范围也显著缩小（图 1-11）。患者本人的感受也特别明显，潮湿感逐渐消失，小便也畅快许多。对于这种下

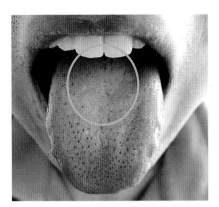

图 1-9

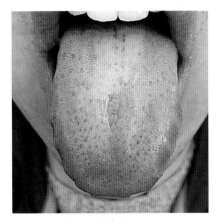

图 1-10

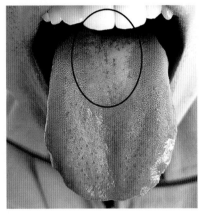

图 1-11

焦湿热明显的患者，我常常以四妙丸为底方：黄柏 10g，薏苡仁 30g，牛膝 10g，苍术 10g。有齿痕、脾虚明显者加用党参 10g，白术 10g。治湿常用的一些方法有：加风药、活血药、调理气机药，如防风、川芎、白蒺藜、桔梗、升麻、枳实等。

现代人久坐办公的情况特别多，缺乏运动，下焦盆底血液循环不畅，常易发生慢性炎症，有积聚湿热证的患者特别多。

奇妙的是，基于这样的原理，通过仔细观察图 1-12 中的舌苔，我诊断出下图这位患者患一侧腹痛。

请看，这里一侧舌苔独厚，积聚了一团黄腻苔。

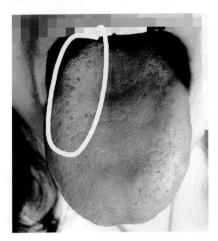

图 1-12

特点三：独陷下者病——独陷下的地方是病

图 1-13 是当初第一个引起我对舌诊定位诊断极大兴趣的患者，患者自诉小时候就得过消化道溃疡，现在胃口一直不好，舌上总有一个大

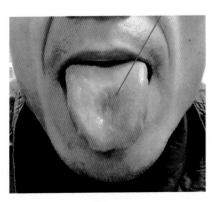

图 1-13

坑，深深的。从那以后我观察了很多病例，发现舌定位诊断确有道理。

类似的再给一例（图1-14）：

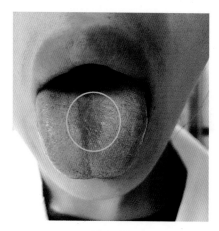

图 1-14

特点四：独凸者病——特别突出的地方是病

图1-15 这个肝癌患者让我终生难忘，两侧凸出极为夸张，并且舌苔极其不干净。舌边主肝胆，舌两边有异常凸出时要小心是肝胆的问题。

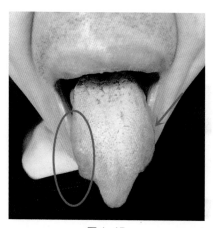

图 1-15

图1-16 是个遗精患者，长期吃中药治疗，后来找我治疗，第一次看他的舌头，发现舌两边突出明显，我就询问他肝功能是否正常，他说吃中药期间有次查转氨酶发现升高很多，提示肝功能损伤明显。

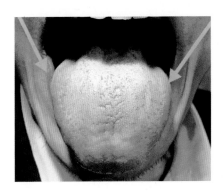

图 1-16

图1-17 这个患者左侧舌边突出，西医考虑诊断舌下血管瘤。我根据中医理论，指导该患者查肝胆功能，发现果然有异常，结果提示患者有许多胆囊结石。西医只考虑到了局部的问题，没有考虑到关联的脏器问题。

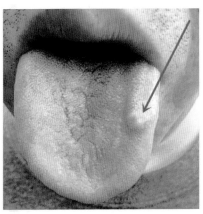

图 1-17

有个患者把舌头拍了照片发给我进行咨询（图1-18），我问他箭头指的那块是沾了什么东西么？他说不是，擦不掉。我说你胃有问题吗？他当时很吃惊，回答说一直受胃病困扰，今年9月10号刚刚做了胃镜。内镜医生报的是浅表糜烂性胃炎。但是该患者听我说他胃不好，又感觉近期确实胃不是特别舒服，于是虽然才隔了2个月，他又去做了一次胃镜。虽还是报的浅表糜烂性胃炎，但是这次内镜医生显然看得更仔细。镜下描述：胃体黏膜粗糙，有结节感，胃体胃窦部明显。原来他的胃里面胃体局部也凸出来类似东西了。

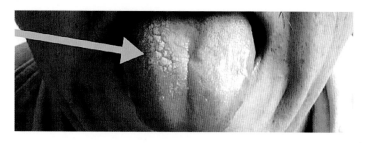

图1-18

这位老太太舌头表面长了一块舌癣（图1-19），时发时止。询问老太太得知其患胃病多年，胃部十分敏感脆弱，一食生冷就会呕吐。

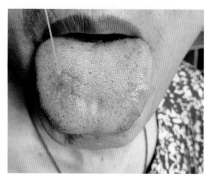

图1-19

独处藏奸是这一类原理的总称，遇到其他舌表面异常情况要想到这一点。

再结合前面几个涉及胃的例子（独红、独凸），不难看出，其实箭头指的这一块（图1-20），对应的就是人体实质器官胃（图1-21）。

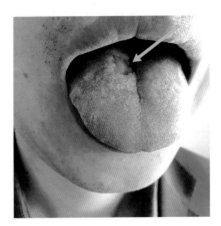

图1-20

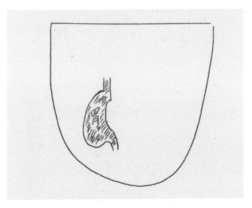

图1-21

小结： 独红者病，独厚者病，独陷下者病，独凸者病：这几个口诀只是独处藏奸理论在舌诊中应用的示范，要重点掌握这个原理，碰到书中没有介绍到的情况也要会诊断。

开始学习王肯堂关于舌诊中区域划分的内容时，体会还不深，随着临床实践的积累，以及受足底反射区域划分的启发，我觉得在舌诊中也可以做到舌与人体各部位的精确对应。

但是其中也有一些问题值得我们进一步思考和验证，比如按照全息理论，头对应舌尖，舌根对应盆腔。那么，西医心脏的位置，应该对应在舌中间偏上的位置，而不是舌尖（图1-22）。舌尖的位置应该对应的是大脑。

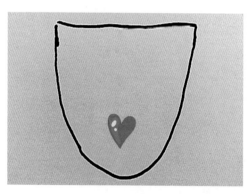

图1-22

这就是中西医不同的语言和分类体系，中医所讲的脏腑心包含了西医脑的功能和心脏的功能。另外盆腔的脏器在同一个水平面，同样都是反映在舌根，光靠看舌我们很难确定是前阴还是后阴哪个具体的脏器。但是中医向来重宏观、轻微观，区分得特别细致在一定程度上对于中医的治疗帮助也不是特别大，因而中医的先辈们就统称盆腔的脏腑为下焦。

○ 全息可贵，过犹不及
——全息理论应用的共性与局限

从独处藏奸章节我们可以看出，从明代开始就有了舌相应区域对应相应脏腑的划分，现代中医人又应用全息理论，将舌表面区域与全身解剖学上的脏腑器官做了进一步细分对应，出现了所说的精细舌诊。

无论是精细舌诊、精细脉诊，还是足诊，遵循的全息规律基本上是按照倒置的人形分布，那么足诊、脉诊对于舌诊自然也有很多值得启发和借鉴的地方。

进行足底诊疗时，让患者把双足并拢在一起，可以把足看成是一个坐着的人（图1-23）。足大踇趾相当于人的头部；足底的前半部相当于人体的胸部(其中包括肺与心脏)；足底的中部相当于人体的腹部，对应胃、肠、胰、肾等器官，右足有肝、胆反应区，左足有心、脾反应区；足跟部相当于盆腔，有生殖器，如子宫（或前列腺）、卵巢（或睾丸），以及膀胱、尿道和肛门等。足的内侧构成足弓的一条线，相当于人的脊柱，即颈椎、胸椎、腰椎、骶椎和尾椎；足的外侧构成的一条线，相当于肩、臂、肘、腿、膝（图1-24）。从足的侧面看，相当于人的侧位像。

脉诊基本上也是参照解剖的结构，双手合并，一一对应（图1-25）。

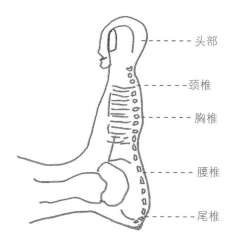

- - - 头部
- - - 颈椎
- - - 胸椎
- - - 腰椎
- - - 尾椎

图 1-23

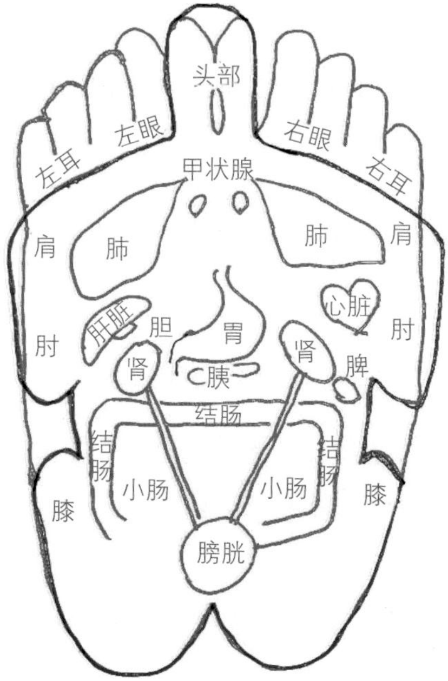

头部

左耳 左眼 右眼 右耳

甲状腺

肩 肺 肺 肩

肘 肝脏 胆 胃 心脏 肘

肾 胰 肾 脾

结肠

结肠 结肠

膝 小肠 小肠 膝

膀胱

图 1-24

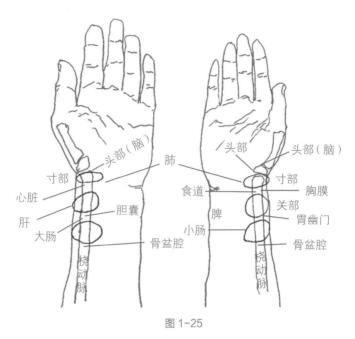

图 1-25

面部望诊和舌诊当然也类似，可以按照解剖位置找出一一对应关系，这是全息理论的共性。

各医家对于局部对应部位的认识基本一致，但是各种诊法异常问题的表现形式差距就比较大了，比较常见的是脉诊，也是中医学习过程中介绍最多的。大家对于足诊疗相对比较陌生，中医从业人员中接触和研究者也较少。笔者的一位老师有写过一本足诊的著作，介绍足底诊疗的一些特点，下面截取精华部分介绍给大家：

1. 有些脏器摘除患者，在相应反射区内有凹陷出现。

2. 胃肠病患者在相应反射区内可在皮下摸到颗粒状小结节，十二指肠溃疡患者在十二指肠反射区皮下可摸到条索状物。

3. 子宫、卵巢如有病变，触摸相应反射区时有水流动的感觉。

4.小腿内侧坐骨神经反射区的中段皮下如有结节，提示可能有糖尿病。

5.心脏不正常的患者，在心反射区可有明显的结节。

6.脏器如有肿瘤，在其相应反射区皮下有时可摸到小硬块结节。

7.长期穿鞋不合适，可使五趾变形，同时伴有额头痛的症状。

8.脊椎有损伤史的患者，在相应反射区皮下骨骼处可摸到类似骨质增生的结节或条索状物。

9.足部反射区的鸡眼，往往表明相对应的器官有慢性病。

10.因车祸受伤者，在出事 10 ～ 24 小时，如在足部反射区出现淤血状的蓝色斑点或蛛网状斑纹，提示所对应的脏器可能受了内伤。

11.脚踇趾（头部、额窦反射区）呈暗紫色，提示患者脑血管有疾患，可能是脑中风的预兆。

除了上述这些表现以外，足诊最常见的办法是通过按压诊断疾病，相较于其他地方有异常疼痛处，所对应的脏腑器官往往是有问题的地方。

由此可以看出，足底诊疗时所观察到的症状与舌诊是基本一致的，也是观察凹陷，触摸疼痛、结节、条索，看色泽变化，以及找出偶尔出现的鸡眼之类的异常增生物。运用的方法和原理也是独处藏奸。不同的是舌头除了肉质以外还有一层舌苔覆盖，舌头的血供异常丰富，所以色泽变化更为明显，这就导致舌象的表现形式更为多样。脉诊之所以更难，是因为只有两条线性的血管，在如此狭小的空间里，摸索出一些细微的区别和变化，着实考验到医者的触觉敏感性。

搞清楚了全息理论中的位置对应关系和表现形式，那么我们无论运用是舌诊、脉诊还是足底诊，根据观察到的异常表现，很多时候是能判断出来哪些相应脏腑可能出现了问题，很多时候医者是定位加常规猜测做出诊断，至于直接定性是肌瘤还是息肉、结节还是肿瘤，目前基本上还没有办法做到。

这种判断方法在很多时候是效果显著的，举例：

一位老先生（图 1-26）既往有高血压，脑出血 10 天，右侧机体活动障碍，肌力 0 级，根据独处藏奸的方法，一眼可以看出他舌尖的颜色格外异常，也印证了本讲末尾介绍的从西医解剖学上进行对应，舌尖对应大脑，在中医脏腑理论归属中，亦将脑的功能和形式归属在心的范畴。

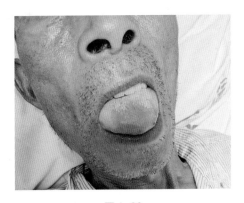

图 1-26

全息理论的局限性

独处藏奸理论的运用是舌诊的重要一环，是落实定性定位的关键一步，但是人体表现出来的症状是复杂的，疾病更是一个复杂的过程，有时候我们很难将其定位到具体某个脏腑。

　　比如这一位患者（图1-27），同上一例中风脑出血患者的表现有点类似，舌尖很红，舌苔白腻，但是她并不是中风患者，她是因为发热前来就诊的，间歇性高热10天，在全面的检查以后，确定患有2型糖尿病，以及妇科卵巢肿瘤，附件区有20余厘米直径的脓肿，最后通过剖腹探查，考虑是卵巢的肿瘤并发了感染，产生了脓肿，切开脓肿引流以后，患者的高热很快就退下去了。本病例在确诊前查看舌象时医生是很难定位到妇科的肿瘤或者脓肿病变，舌尖红赤与她疾病迟迟无法确诊的情况，与她多日焦虑、睡不着觉有很大的关系。这种肿瘤伴发感染的情况，已经影响到了全身，引起了全身炎症反应，所以除了舌尖部分，整个舌苔都是白腻的。

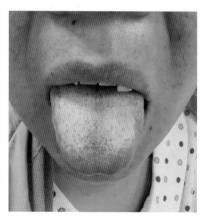

图 1-27

　　类似的情况还有很多，比如这一位患者（图1-28），同样是舌苔腻微微发黄，舌质裂纹隐隐，通过观察舌的情况，我们可以判断他胃肠道可能存在一些问题，舌边的凸起也比较明显。他确实患有一些胃肠道问题，口臭严重，便秘明显，很多天才解一次大便，同时入院检

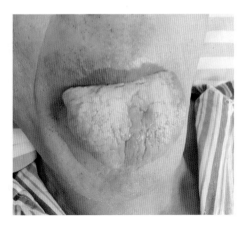

图 1-28

查还提示他是乙肝大三阳患者，具有很强的传染性，但是你却无法看出他是男性前阴癌症的患者，阴茎肿瘤较大，范围较广，侵犯龟头、海绵体及尿道，双侧腹股沟有很多炎症反应性淋巴结肿大。很多肿瘤患者舌头伸出来都是这样，满舌的异常表现，而不是局部的异常，因为肿瘤很多时候虽然长在局部，但是时间较长，影响的是全身的机能，常伴有全身的症状。

姑且不说重大疾病肿瘤了，很多时候非常常见的小感冒都是一个有全身性反应的疾病，患者伸出来的舌头常是白茫茫的一片，病位并非仅局限在呼吸道和肺。

类似的问题还有很多，像这位患者（图 1-29）年轻时候睡眠质量一般，绝经以后睡眠质量更差，长期彻夜难眠。她伸出舌头，呈现白茫茫的一片，医生很难精确定位是哪个脏腑出了问题。这种不是某一个脏腑的问题，也不是单纯的实证与虚证，而是全身性的、多脏腑的，虚实交织引起的一种现象。

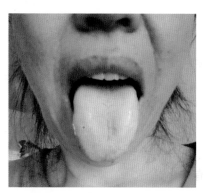

图 1-29

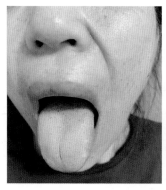

图 1-30

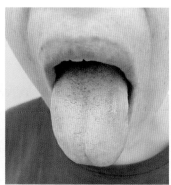

图 1-31

　　后来经过几个月的调理，她的情况改善很多（图 1-30、图 1-31），每天晚上能够实足睡上 4 个多小时，对此患者及家属表示已经很满意了。并且停药以后病情还算稳定，舌苔较前薄了许多。我给她的治疗也没有放在具体某一个脏腑上，而是重视整体把握，攻补兼施，升散收敛并用。拟的处方也格外的繁杂：党参 15g，炒白术 15g，生黄芪 30g，防风 6g，升麻 6g，桔梗 10g，枳壳 6g，炒白芍 10g，白扁豆 10g，生山药 10g，怀牛膝 10g，川牛膝 10g，五味子 10g，酸枣仁 10g，山茱萸 10g，柴胡 6g，白蒺藜 15g，鸡内金 10g，覆盆子 10g，沙苑子 10g，菟丝子 10g，六神曲 10g，巴戟天 10g，杜仲 10g，续断 10g，茯苓皮 10g，炒薏苡仁 30g。也许有人会觉得本处方太杂，但它却起到了良好的效果。

　　类似的问题还有很多，很多疾病的表现都是全身性的，在舌头上的表现也是整体性的，而不是局部的。全息理论在舌诊中的应用是一大创举，具有广泛的应用范围，但也不是万能的，更不能将其极端化。能够认可它的局限性也是非常必要的，这样就不会陷入自己给自己编织的牢笼之中。

　　舌诊定位行不通时，并不妨碍中医根据舌象给患者的疾病定性，然后遣方用药，因为中医处方治疗，有时候是针对某一脏腑的单刀直入，针对复杂病情时候更多是针对全身的大兵团全军出击。

第 二 讲
风语者

导读

不管是过去还是现在，总有一些这样的患者，他们来看中医时，初次面对医生什么都不说，先把手一伸，让你给他把脉，最多再让你看下舌头，然后就问你：医生，我是什么问题？

有次在门诊碰到一个小伙子，我一摸他的脉（图2-1），脉象整体尚可，但是右寸脉独弱，非常明显（中医的寸口脉，左手寸关尺对应心肝肾，右手寸关尺对应肺脾肾），再一看舌头白白的（图2-2）。

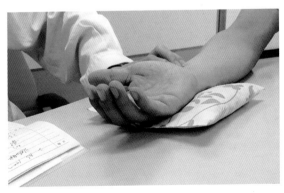

图2-1

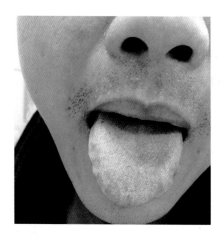

图2-2

我说：你这个是脾肺气虚啊！

小伙子立马反驳我：脾我不知道，但我的肺好得很，单位刚刚体检，查了肺，好得很，没问题。

中医讲脾肺气虚，不是指西医学的脾脏和肺脏发生了器质性疾病，所以去医院化验检查可能显示是正常的。但对于这个患者，你们除了看他的舌头之外，有没有注意到他鼻子和脸上满布了汗水？寒冷的冬天，作为一个年轻的小伙子，从一楼挂了号，爬上四楼的诊室，就满头大汗，你们说这是不是问题呢？他这就是中医讲的典型的动则汗出。

经常有人要我看看他的舌头，于是我就经常碰到这种情况：连脉都没摸到，就让我看舌头，然后问我他有什么问题。虽然我讲的内容大部分人都能表示信服，但少部分人会出现上面我举的那个脾肺两虚的情况。患者说的似乎没有错，他确实做了体检，肺是好的。但我说的也没错。

我们双方说的都没错，那问题出在哪里呢？

问题出在我们用的是不同的语言。小伙子说的是西医的器官肺，及肺的相关检查。我说的是中医的肺及肺的相关功能。两者有巨大的联系，但是区别也是非常明显的，很多人不知道这点，容易混淆。

中医讲肺主皮毛，主气司呼吸，开窍于鼻。中医所讲的肺的功能有很多，除了西医学上肺器官的呼吸功能，还包括体表、鼻子等处的一系列症状。肺气虚的患者常常出现多汗、易感冒、嗅觉失灵、容易咳嗽气喘等。例如上面那位小伙子，动则汗出，有明显的自汗，这是肺气虚的表现。

类似情况还有很多，下面我结合舌诊实例给大家一一解说。

◉ 中医脾胃 VS 西医消化系统

有个青年女性，舌头整体状况还好，最突出的问题是胃不好，经常嗳气，稍微吃多点，或食荤腥油腻就出现食管反流。这种情况我在独处藏奸专题中也写过，属于独凹者病，舌面上出现明显的一个凹坑（图2-3），那个位置对应脾胃。

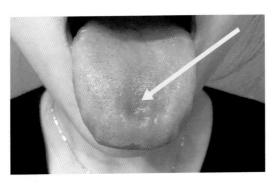

图2-3

图2-4中这个小伙子，舌头看上去也是有一个凹坑，舌边齿痕也很明显。他是一位列车司机，饮食不规律，肠胃久病，但是他跟上面那位患者情况就不大一样了，他不嗳气，也没有食管反流，他表现为吃下去食物不消化，不知饥饱，不觉得饿，吃多了胃容易胀。

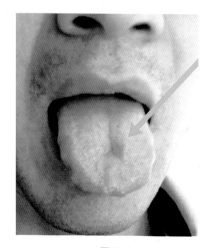

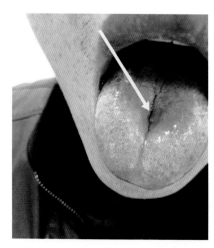

图2-4   图2-5

图2-5这位患者，是一位中年大叔，他的舌面上有更明显的凹坑，坑很深。坑的深处似乎还看到了一点瘀斑，这也表示脾胃有病。这个患者还兼有瘀血的表现，比较符合中医认为的久病多虚、久病多瘀的特点。他跟前面两位胃病患者有共同点，也有不同点。共同点是他也不能多吃，一吃多就胀；不同点是他除了多食则胀之外，还容易拉肚子。

通过上面三个例子，你们有何感受？

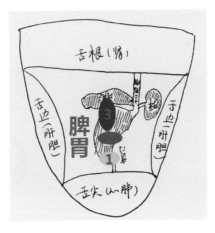

图 2-6

图 2-7、图 2-8、图 2-9 中的三个人跟前面图 2-3、图 2-4、图 2-5 类似，都有消化道的症状，但是又不完全一样。

第 1 例：患者有反流的症状，可能伴有贲门的松弛，舌上凹陷位置比较靠前。

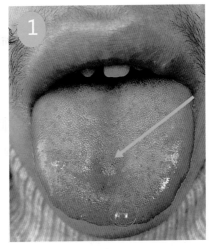

图 2-7

第2例：患者单纯的胃部症状比较明显，舌上凹陷的位置正好在脾胃分区的中间。

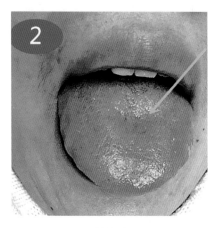

图2-8

第3例：患者既有胃部症状，还有肠道症状，舌上凹陷的位置比较靠后。

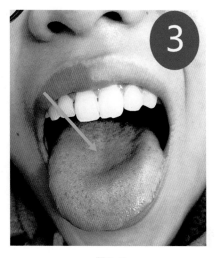

图2-9

中医讲的脾胃与西医讲的消化系统不完全一样。中医认为的脾胃功能内容比较宽泛，基本上涵盖了西医的消化系统，比如食管、贲门、胃、脾脏、胰腺、十二指肠等器官的功能。此外，还包含西医其他系统的一些问题，比如脾主四肢、肌肉，就涉及西医运动系统的相关内容；脾胃气虚容易乏力、嗜卧、易感冒，实质涉及西医免疫系统的相关内容。中医的脾胃问题表现也不尽相同，有的表现以消化不良为主，有的表现以吸收低下为主，有的表现以胃肠动力障碍为主等。这些不同的表现，在舌象上表现为跟凹陷的位置分布有一定联系。

中医虽然没有胰腺这个脏腑，但是胰腺的功能基本被归属于脾胃。糖尿病在西医看来是与胰腺出了问题有关，糖尿病患者早期常会出现舌苔厚腻而白（图2-10），中医大夫会说脾虚湿胜比较明显，有些患者不懂中医，表示很不理解，会问"我是胰腺出了问题，但脾是好的，怎么说我是脾虚湿胜呢"。这个问题产生的根源就是现在西医科普在老百姓中做得比较透彻，一般人普遍了解一点，但是中医就不像西医那

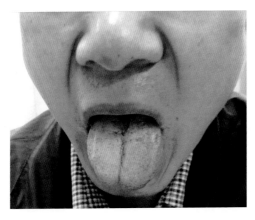

图2-10

样被大多数人了解了，所以产生了很多这样的误会。中医所说的脏腑脾跟西医讲的器官脾不是一回事。

○ 将军之官肝与中正之官胆 VS 肝脏、胆囊

图 2-11 的舌图是一个小姑娘的，她平时总是发无名火，平时脾气暴躁，月经量少，周期不准伴有痛经。从图中可以看到，她舌边微微外凸，瘀斑瘀点明显。舌边主肝胆，我们认为她是肝经瘀血，郁而化火。如果这时跟姑娘说她有肝瘀血，她可能就会很困惑，明明刚体检的，肝功能好得很。

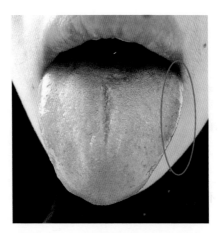

图 2-11

这也是因为中西医语言的混淆可能引起的误会。

中医认为肝藏血，主疏泄，女子以肝为先天，因而妇女的月经病多跟肝有关系，治疗也多从肝入手。中医认为肝的功能，涉及西医的

下丘脑－垂体－卵巢－子宫轴、内分泌系统以及肝胆器官的相关作用。两者之间有着密切的联系，但是又不完全一样。

图2-12的患者有月经病，月经总是推后，严重的时候，两三个月不来，舌两边瘀斑明显。经过治疗，虽然没有完全恢复，但是改善还是很明显的，如图2-13所示，瘀血已经消了很多。如果在舌上发现瘀斑瘀点，要考虑有血瘀情况，这个患者的瘀血又是在肝胆位置，所以治疗时要适当考虑选用入肝经、活肝血的药物。

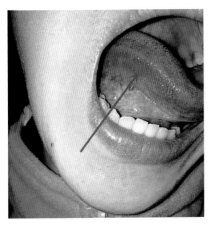 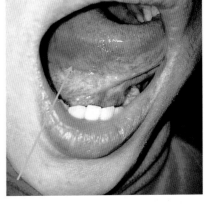

图2-12　　　　　　　　　　　　　图2-13

嘿，你看，是不是变化很大。经过治疗，这个患者的月经病症状也相应改善很多。

中医的肝胆和西医的肝胆，有部分含义是重叠的，比如很常见的脂肪肝病变。

图 2-14 中是个中年男性，这个患者以失眠焦虑、脾气火爆为主要症状。他的舌边形状不规则，初看以为是齿痕，再细看看，其实是突出的肉丁。他每年的体检显示患有中重度脂肪肝。舌两边有突起，一般提示肝胆有可能存在器质性病变，最常见的就是肝脏脂肪病变。

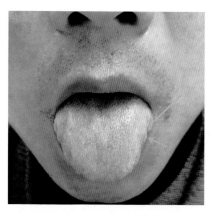

图2-14

图 2-15 中也是一个重度脂肪肝患者。

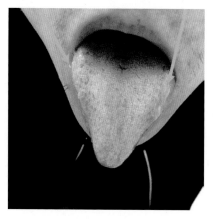

图2-15

图2-16是个患有乙肝的妇女，经常情绪不好，睡眠不佳。舌两边的表现也比较明显。病毒性肝炎是导致肝细胞损伤的又一类重要原因，病久常表现为舌两边外凸。

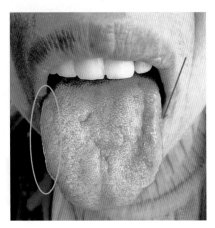

图 2-16

小结： 西医讲的肝胆跟中医讲的肝胆不完全对应，但是中医讲的肝胆基本上涵盖了西医肝胆的功能。西医检查发现的肝胆器质性异常，一般在舌两边都会有所体现。不是所有的肝胆疾病舌两边都会形成凸起，但是后天有凸起形成一般表示肝胆有问题，而且病程较长。

⊙ 君主之官心 VS 心脏

图 2-17 与图 2-18 这两例都是典型的舌尖红，有很多红点点。两位患者均睡眠不好，夜梦较多，脾气急躁。这就是中医讲的典型的心火旺。

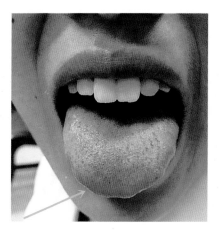

图 2-17

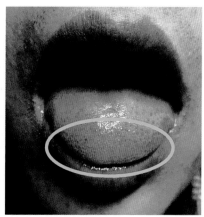

图 2-18

图 2-19～图 2-21 这三例为舌尖红赤，患者多伴有睡眠问题，可能是入睡晚，也可能是睡眠质量差，寐浅梦多。本书的《现象还是本质》一讲重点讲述了这个问题，舌尖红与睡眠问题互为因果，切不可一味见到舌尖红就清心火。

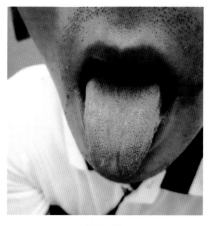

图 2-19

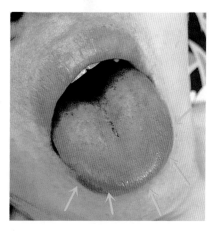

图 2-20

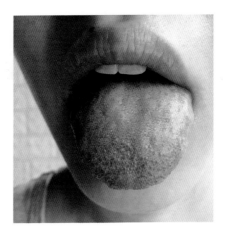

图 2-21

　　五脏之一心的问题主要反应在舌尖，常见表现有两种：①舌尖红赤明显，在舌尖有少部分剥苔（图 2-22）；②舌尖有瘀斑瘀点。

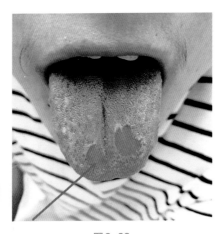

图 2-22

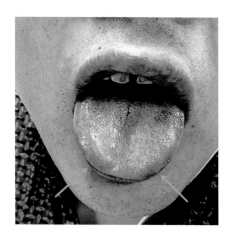

图2-23

图2-23中这位该患者四十来岁，平时有抽烟喝酒的不良习惯，形体偏胖，常有胸痛、胸闷，早搏明显。从图中可以看出，舌尖箭头所指处紫斑明显，这基本可以肯定是心脏血管问题。虽然很多冠心病患者早期不是以血瘀为主，或者很多心肌梗死患者的舌头看上去也可能不是紫的，很多早期是腻苔，腻苔是痰湿的主要表现之一，但是如果看到有瘀斑瘀点，那基本就是血运不好，血管堵塞的可能性比较大（图2-24）。

个人的一点思考：中医所讲的脏腑心包含了西医的脑的功能和西医的心脏的功能，前面《独处藏奸》一讲论述了舌按照全息理论可以与人体做到一一对应，舌尖对应着脑。舌尖反映脑的问题可以理解，为什么舌尖也反映心的问题？我觉得是因为脑与心脏同样分布着非常细小但作用却很大的血管，

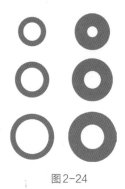

图2-24

常见的血管病变，譬如动脉硬化是一个全身性的疾病，一处有病变，则处处有病变，因而脑血管的问题一定程度上也反映了心血管的问题。

相同的原理也被男科的专科医生发现了，男科医生经常讲性功能是男性健康的风向标，尤其是心脑血管疾病的报警器。研究表明阳痿的发生常常比心脑血管疾病的发生早两三年。之所以会这样，就是因为男性生殖器阴茎的供血血管更细，对于血管早期的病变更敏感（阴茎动脉内径 $1 \sim 2\text{mm}$，冠状动脉内径 $3 \sim 4\text{mm}$，颈动脉内径 $5 \sim 7\text{mm}$）。

中医认为心主血脉、藏神、司君火，在液为汗。功能主要集中在两方面，一方面是西医讲的循环系统，即血液运行方面和心脏本身的一些疾患；还有一方面包括失眠啊、健忘，以及神志异常等，中医统称为"神"。尤其是这个神志异常，现代西医学认为是大脑出了问题，中医学其实是把西医学脑的这些功能划分到了心的所属里面，因而中医学的心其实是讲的西医学脑的部分功能和心脏实质器官的功能，两者有重叠，又有区别。中医西医对心的认识只是划分范畴的不同，并没有谁对谁错之分。有时候有些人觉得中医把神志的一些问题归属到心的范畴是很可笑的事，但是我接触的一些纯西医专科的医生反而不这么觉得。以前我在心胸外科学习，胸外科的西医专家提醒我观察，很多做了开胸换瓣膜手术的及心脏搭桥手术的患者，很容易出现两个症状：①大汗不止，动则汗浸全身；②刚做完手术的前几天，患者神志常不正常，有些都要用约束带绑在床上，不然就要打人毁物，还大喊大叫逢人就骂。再联系想想汗为心之液、心藏神这些功能，是不是觉得很有意思呢。

◎ 作强之官肾 VS 西医泌尿系统肾脏

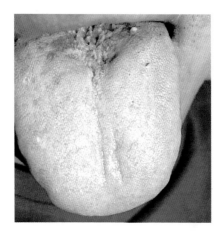

图 2-25

图 2-25 这个患者舌质苍白而老，他平素恶寒怕冷。这次就医主要是来看不育症的，该患者精液稀薄，精子活力差，性机能也比较差，是典型的阳虚患者。肾藏精、主生殖，肾阳又叫元阳，能够温煦形体。肾阳不足，会出现畏寒肢冷，这与外感表证的恶寒是有区别的，表证恶寒是突然发生的体温升高并感到冷，而畏寒是一种长期存在的状态，患者总是比一般人要多穿点衣服。

图 2-25 患者先找了一位医生治疗，处方中用了大量的附子、细辛、肉桂，服用后舌头红了一段时间（图 2-26），后来药一停，情况变得更差（图 2-27）。故来我处求医。

图 2-27 这种苍白而淡的舌头，一般提示患者是气血虚，或者阳虚，一般要问问患者的怕冷情况，气血虚和阳虚均会有怕冷症状，但

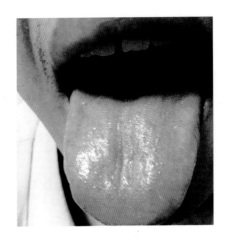

图 2-26

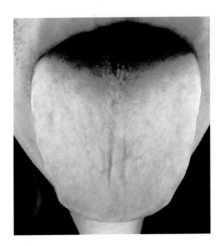

图 2-27

是阳虚患者更为明显。阳虚患者性机能一般也比较差，这也可作为参考。对于阳虚或者气血虚的患者我们一般采取补阳的方法。

　　小结：《医学发明》在论述虚损治法时，有一段话写得很贴切："气化精生，味和形长。无阴则阳无以化，当以味补肾真阴之虚……阴本既固，阳气自生，化成精髓。若相火阳精不足，宜用辛温之补；但与辛热之药不同，辛热药只能治寒甚之病，非补肾（阳）精。"这段话除了说明阴阳互根为用的道理之外，还说了补阳和温阳的区别应用。如有腰膝酸冷、性欲低下、遗精尿频、勃起功能不好、五更泄泻、舌淡胖、苔白、脉沉弱等，辨证属于肾阳虚证者，多选用仙茅、淫羊藿、鹿茸、海狗肾、杜仲、巴戟天等补阳药，而少用附子、肉桂、细辛、干姜等温阳药。附子、肉桂、干姜之类，药性温，没有明显滋补作用，我们称为温阳药，多用来治疗寒证，而不是虚证。因为虚证与寒证经常夹杂所以两者经常相伍为用，但是区别还是很明显的。

"少火生气，壮火食气"，辨证属于肾阳不足者，也不可以大剂量补阳药和温阳药一阵猛攻 ，要平和补阳，兼用填肾精的药，缓缓生气，这样才能持久。

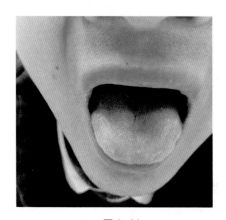

图 2-28

图 2-28 这个小伙子是来看勃起功能障碍的。目前从临床来看，现代人患阳痿病，阳虚的很少，阴虚和肝郁的很多，所以切不可滥用壮

阳药。但是如是碰到这种，舌质淡淡，属于典型的阳虚证，就真的需要壮阳药了。

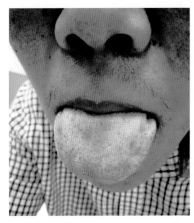

图 2-29

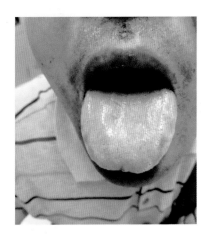

图 2-30

对于图 2-29、图 2-30 这类均质的淡白舌，医生基本可以大胆地选用壮阳药，但是温燥药物容易耗伤精血，而肾阳发挥作用必须以肾精作为物质基础，所以使用这类药物要配伍补精血的药物，不然容易火起锅干。临床常见部分阳痿患者，初用壮阳药显效明显，但是过不了多久又败下阵来，就是这个原因，没有兼顾到精血不足的情况。对于这类患者的治疗，既要锅下添火，又要锅中加水。尽量多选用既能温补肾阳，又能补益精血的药物，就是我们常说的血肉有情之品，比如鹿茸、紫河车、海马、海狗肾等。

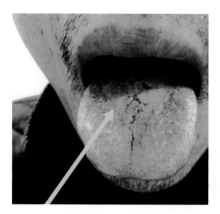

图 2-31

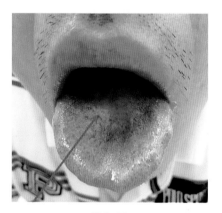

图 2-32

图 2-31～图 2-34 这种舌苔在男科和妇科是非常常见的，很多人舌头一伸，就能看到很明显的特征，舌根异常地堆积腻苔。腻苔主湿，多为下焦有湿的表现。现代人久坐办公室的特别多，缺乏运动，下焦盆底血液循环不畅，容易形成慢性炎症而积聚湿热。男科和妇科的慢性盆底炎症多有如此表现，湿邪在下焦的临床表现主要为：有坠胀感、分泌物与排泄物秽浊。

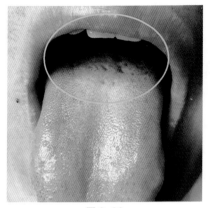

图 2-33

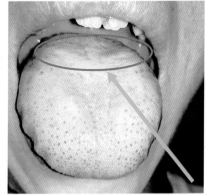

图 2-34

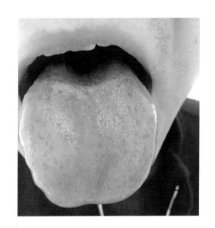

图 2-35

　　该患者（图 2-35）一直饱受前列腺炎的困扰，容易尿频尿急、阴囊潮湿，临近春节，聚餐饮酒增多，原先的症状明显加重，一看舌头，舌根厚腻积粉明显。《黄帝内经》曰："伤于风者，上先受之，伤于湿者，下先受之。"李东垣在《脾胃论》中进行了简化，叫"阳受风气，阴受湿气"。

这里的"风"也不仅仅是自然界中的风,"湿"也不仅仅是自然界中的湿气,而是古人类比自然界中,风的特点(清扬开泄,善动不居)和湿浊的特点(重浊、黏滞、趋向下),归纳类比的具有这两种特性的致病因素。上指的是上焦心肺头面,下指的是下焦,下焦包括肾、大小肠、膀胱、女子胞等。中医对这几个脏腑的功能归纳有一些共同的特点:分清泌浊、排泄废物、运化水液。于是《黄帝内经》总结为"下焦如渎",像下水道一样,排泄废物。下水道不通畅的时候,就表现为湿浊积聚。

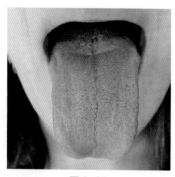

图 2-36

有趣的是我观察到好几例怀孕以后的妇女(图 2-36),舌根也是显著的腻苔,而且是这样局限的腻苔,从宏观的层面来看,凡是能改变下焦水运、血运的因素都能使得舌根部舌苔发生改变。当然这种改变最常见的原因还是我强调的慢性炎症、久坐压迫等因素,怀孕发生在下焦的女子胞,也是显著改变了盆底的血运和水运,出现这种现象合情合理。

治疗后（图 2-38）与治疗前比较（图 2-37），舌根的厚腻舌苔褪去明显，临床症状亦随之显著改善。

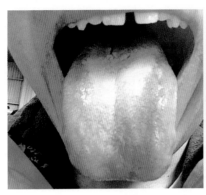 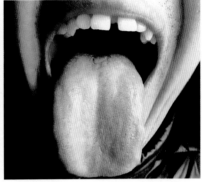

图 2-37 图 2-38

老年人肾阳不足，常见畏寒怕冷，穿很多衣服，小便清长，夜尿频多。常出现图 2-39 这样典型的淡白阳虚的舌象。经典方缩泉丸和金匮肾气丸都是不错的选择，关键在于要缓缓地温补肾阳，也就是前面说的"少火生气"。用药思路在于抓住水液代谢过程中的几个重要脏腑：肺、脾、胃、肾、膀胱、三焦。着眼于肾与膀胱，重视肺脾胃的作用。图 2-39 的这位老爷子起初夜尿 3～4 次/晚，很影响睡眠。我给他拟了个方子：黄芪 30g，炒白术 10g，党参 10g，升麻 6g，柴胡 6g，桔梗 10g，山药 30g，益智仁 10g，乌药 10g，陈皮 10g，枳壳 6g，炙甘草 6g，粉萆薢 10g。吃了半个月以后他夜里只需起夜 1 次，效果很好，舌头也红润许多（图 2-40）。张锡纯说粉萆薢有固涩小便的作用，我自己的体会也确实如此，所以不管是夜尿多的还是尿频的，都会根据辨证加用粉草薢。同时重视升提药物的选用，如升麻、柴胡、桔梗等。

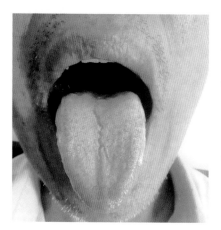

图 2-39

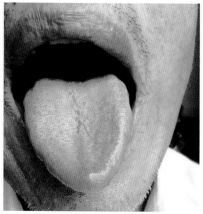

图 2-40

　　小结：中医讲的肾跟西医讲的肾区别还是比较大，中医说的肾虚，不是西医泌尿系统的那个肾脏虚，中医认为肾的功能主要包含性功能和生育功能等，涉及生殖系统中下丘脑－垂体－性腺轴及附属性腺的功能，以及西医讲的血液、免疫系统的一些功能，西医讲的泌尿系统肾的功能基本都归属在了中医讲的膀胱的功能里了。同时中医认为肾为先天之本，基本奠定了一个人身体状态的基调。如果把人比作一棵树的话，肾就是树的根，根的作用是巨大而广泛的。细节方面来看中医肾的功能涉及人身体的方方面面，比如大小便、耳朵眼睛、头发、脊柱、呼吸、水液代谢等。

◌ 为什么会产生这么多误会？

我想之所以会产生这么多误会，根本原因在于清末、民国时候中国学者把西方医学传入中国，英文翻译成中文的时候犯下的错误。

中医也是有解剖的，从《黄帝内经》时代就有的，那时就形成了肝、心、脾、肺、肾五脏系统。早期命名的时候确实根据解剖部位，后期解剖学停滞不前，中医逐步变得抽象。形成了一套独特的理论系统指导临床用药。早期那些翻译西医学的学者非要把西医里的 liver、heart、spleen、lung、kidney 翻译成肝、心、脾、肺、肾。若是当初翻译成：赫依、赫底、巴达干、希拉等，我想就不会产生现在这么多误解了。

什么是赫依、赫底、巴达干、希拉？这是民族医学蒙医里面的脏腑功能术语，对于同一个人体，中医有中医的认识和说法，西医有西医的说法，蒙医有蒙医的说法，回医有回医的说法，其实就是很多不同的人，对于同一个事物按照不同的分类方法表达出来的不同说法。没有对错之分，只是划分的方式、方法不同，看问题的角度不同而已。

中西医语言不通的事情不禁让人想到 2002 年由华裔导演吴宇森执导拍摄、尼古拉斯凯奇主演的一部好莱坞战争片《风语者》，这部电影讲述了第二次世界大战期间，日本人总能破译美军的电报密码，让美国人很苦恼，为了改变这种局面，美国人征召几百名印第安纳瓦霍族人入伍，因为他们的语言没有外族人能听懂，所以美国人把他们训练成专门的电报员，传递通讯信息，作为秘密武器，人称风语者。

你再看看如今的中医和西医，是不是也是这样的关系，古老的中医过去只有学中医的人懂，其他人都不懂。传统的中医大夫也不懂西医学的东西，但是当今接受了现代中西医双重教育的中医学子，既学习了晦涩难懂不为外人理解的传统中医学，也接受了现代西方医学研究的教育，他们肩负的责任之一就是把晦涩难懂的中医语言，转变为现代通俗易懂的语言，传递出去。因而我也称他们为：风语者。

小结：中医学有中医学的语言，西医学有西医学的语言，两者具有极其深厚的渊源，其实是对相同人体功能的不同表述方式。舌诊是中医学的特色诊断方法，舌诊得出的诊断，很多时候指的是中医学的脏腑病证，不要一味地生拉硬配西医学的诊断，虽然两者有时候是重叠一致的。

第 三 讲

见微知著

导读

　　痰饮病的范围很广，是生活中最常见到一类病证。很多人去看中医都会被诊断为痰湿重。那么到底何谓痰湿呢？中医学对痰饮的定义是：人体水液代谢障碍所形成的病理产物。我认为大意就是我们喝进去的水，吃进去的营养物质，身体代谢不了，产生了一种半成品，它反而对身体产生了伤害。这种半成品我们叫作痰饮。

◎ "见微知著，以点窥面"，舌诊对于中医的重大作用

下面以痰饮病为例加以说明。

为什么一会叫痰湿、一会叫痰饮、一会又叫水湿呢？

其实这里面是有学问的，古代的医家早就发现，同样是半成品，同样是吃喝下去代谢不掉的东西，差别是很大的。他们的名字，也就是代号，代表着各自的特点，只是我们平时没有重视。

痰：是指比较稠厚的液体。

饮：是指比较清稀的液体。

水：比饮更清稀的液体叫水。

湿：则是讲一种弥散状态的液体。

水湿痰饮的区别就好像虽然都是猫，但是高矮胖瘦是不一样的，各有各的特点（图3-1）。

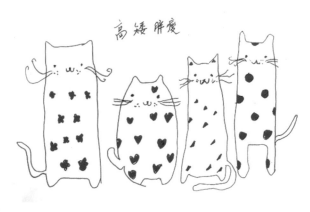

图 3-1

痰湿重的舌苔主要是腻苔。痰湿跟寒相夹杂会形成寒湿，痰湿跟热相搏结就会形成湿热，相应的舌苔主要是白腻和黄腻。

上面我给大家细分了痰饮的类型，那么从舌苔上我们能不能看出他们的各自特点？根据舌苔能不能帮助我们诊断和治疗呢？

当然可以。

下面大家看看几种痰湿证的舌苔表现：

图 3-2 的舌苔偏白腻，图 3-3 的舌苔偏黄腻，黄白不同，寒热亦不同。图 3-2 是门诊的阳痿患者，平时怕冷，阳气颇为不足。图 3-3 是病房肺炎患者，以发热为主。

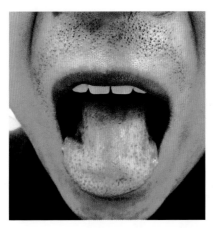

图 3-2

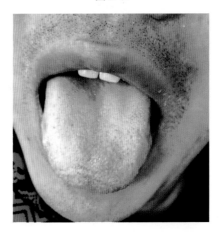

图 3-3

除此以外，有没有发现这两个舌苔有什么共同点呢？

那就是两者的舌苔都比较致密。

再看图 3-4、图 3-5 的舌苔不像图 3-2、图 3-3 的舌苔那样密密麻麻，紧紧贴在舌表面。图 3-4、图 3-5 的共同特点是舌苔颗粒大而疏松。

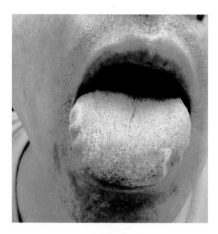

图 3-4

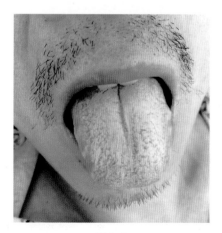

图 3-5

图 3-6、图 3-7、图 3-8 的舌苔就像水一样湿哒哒的，好像要滴下来一样。光照以后还会反光，好似水面，波光粼粼。

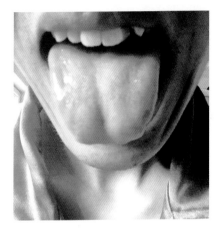

图 3-6

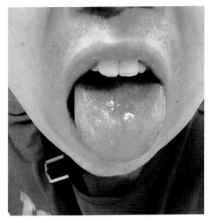

图 3-7

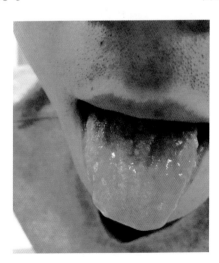

图 3-8

图 3-2 ～图 3-8 这 7 位患者，都诊断为痰湿重，但他们又各有各的特点。

再回头看看文章开头我介绍的痰、饮、水、湿的区别，是不是若有所悟？

中医学的很多东西并不都是抽象的，有些是有形可见的。在此我把自己的一些粗糙但宝贵的临床感悟告诉大家，希望加深大家对中医的理解。以前很多人可能光知道教科书上有痰、饮、水、湿的区别，但是真地上了临床进行实践，给患者看病时，很多人就搞不清、分不明它们之间的区别了。舌诊其实是一个很好的切入点，通过我举例的这几张图，我想大家肯定对于"痰、饮、水、湿"有所了解了吧。

那么有人要问了，既然痰、饮、水、湿都是代谢障碍形成的半成品，为什么还要如此细分呢？

这么分当然是有道理的，因为不同的分法，代表着不同的特点，了解不同的特点，最终是为了有针对性地治疗。就像体育竞赛场上的篮球队一样，每方球队上场 5 位球员，5 个人分打 5 个位置，有人打中锋，有人打后卫，有人打前锋，每个位置的球员都有各自的特点，中锋比较高，可以抢篮板，后卫比较灵活，可以控球，而对方球队就要根据这 5 个人的特点来针对性地选人，各个击破，方能取胜。类似道理，在治疗痰饮病时也是一样的。

我们把痰湿分为痰、饮、水、湿，也是为了更好地服务临床，用来指导治病。

关于痰饮病的治疗，古人已经讲得很详细了。

医圣张仲景在《伤寒杂病论》中专门列了痰饮病篇来讨论痰饮病的治疗。

总的原则是：病痰饮者当以温药和之。意思就是，患痰饮病的机体就像一片湿漉漉的田地，我们所用的温热药，就像太阳一样，把田地烤一烤，让水分蒸发掉。

我觉得张仲景的这个原则大多数情况下是适用的，比如上面我分享的7张图中，其中5个白苔的病例是可以按这个原则治疗的，但是对于图3-3的黄苔，再这么治就不大合适了。后世医家也有不同看法，例如金元时期的张子和，在《儒门事亲》一书中说：饮虽为阴邪，停积日久，也可化热，或与热合，而为热饮，不可拘于"温药和之"。后世医家也强调了要注意湿热的情况，据我个人治疗痰湿的体会来看，湿热也是常见的，通常用方是寒热并用，但是还是以热药为主，也就是仲景说的当以温药和之。常用干姜、吴茱萸、肉桂、丁香、茴香之类，病情重的也可用一点附子。

陈无择在《三因极一病证方论》中提出：治湿不利小便，非其治也。

意思是：看着水汪汪的田地，为什么不挖沟、开渠、架设水泵排水呢？

其实这个道理张仲景也讲了，痰饮病篇中有一半的方子都用了泽泻，有的还重用泽泻，比如泽泻汤。心下有支饮，其人苦冒眩，泽泻汤主之。泽泻汤由泽泻与白术组成。图3-4的患者就是这种情况。这个患者起初是来看皮肤病的，素体脾胃虚，医生给他用了很多滋阴养血的药，吃了一段时间后总觉得头晕疲乏，后来找我治疗，我一看舌水嫩发亮，波光粼粼。于是给他用了健脾渗湿、利小便的方药。

服用过一段时间的药，水湿从小便走了以后，人也不觉得晕了。对比治疗前（图3-9）与治疗后（图3-10）的舌头，是不是后者没那么水润了，舌体也规则了。但是他没有停药而是自己继续服这个方子，后来出现了咽干明显的表现，这就是利小便的副作用，利水过头就伤阴了。所以利小便的药要中病即止，病好了就要停药，不要再继续服用了，以免副作用产生。

张仲景还说：血不利则为水。

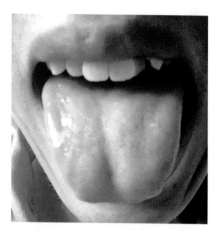

图 3-9

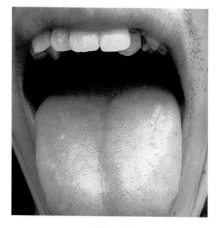

图 3-10

　　我的理解是原来田里是有自然管道排水的，现在这些管道不通畅了，我们要给他活活血，疏通疏通。这是针对痰瘀互结这种情况的，不是什么人都要活血来疏通管道的。

　　典型的比如下面图 3-11 这个：

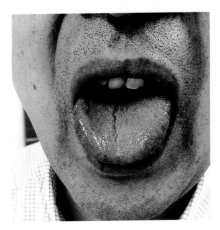

图 3-11

　　图 3-11 这个患者舌质紫，舌面水汪汪的。

　　李东垣在《内经》"风胜湿"理论基础上进行了发挥，他在《脾胃论》一书中说：诸风药皆是风能胜湿也，及诸甘温药亦可。提出了治疗湿邪可以适当选用风药。李东垣本人就特别喜欢使用风药，很多处方都有防风、羌活、独活、升麻、柴胡等，还创立了名方如羌活胜湿汤、升阳除湿汤等。

　　怎样用上述的这些方法治疗上面提出的痰、饮、水、湿几种病证呢？我有以下几点体会：

　　①对于舌苔比较致密的图 3-2、图 3-3，提示所患病证属于痰的范

畴。这就好比对于板结的土地，挖一挖，松松土，祛除痰湿的效果会比较好。可以适当运用软坚散结的药物，比如牡蛎、贝母，即可起到这种作用，图 3-12 也是这种情况。总得来看，致密的舌苔比较难治，疏松的舌苔相对好治。

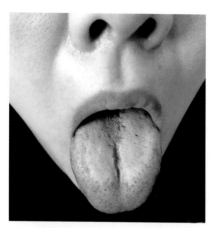

图 3-12

②像图 3-13 这种舌胖的人体内多半有水，对于这类患者，治法上除了利小便之外，还要补气，必重用黄芪，补气利水。

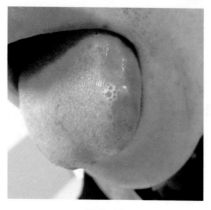

图 3-13

③风药祛湿效果确实不错，但运用时要注意技巧，一则注意发病部位，上焦头面部病证用蔓荆子、白芷效果好，中焦脾胃病证首选防风，下焦病证选独活、白蒺藜，效果也都还不错。但要注意不是什么情况都能用风药的，风药易耗伤人的正气，必须辨证准确才能用药，而且要中病即止。

像图 3-14 这样的患者除了舌苔白腻之外，还动则汗出，经常一脸大汗，表虚不固情况比较明显。这种情况不可用风药，或者少用风药，否则会适得其反。

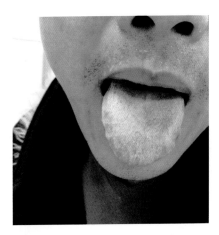

图 3-14

难治的当属图 3-15 这种厚腻舌苔又满布裂纹的患者，不管是温药燥湿还是淡渗药利湿对于素体阴伤的状态都是不利的。这位患者肠胃不佳，又饱受前列腺问题困扰，尿频尿急，精液中有颗粒。

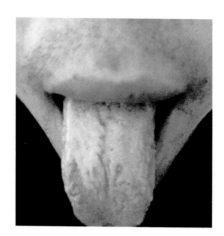

图 3-15

于是给他拟了一个处方：党参 10g，白术 15g，茯苓 20g，生黄芪 20g，炙甘草 6g，白芍 10g，升麻 6g，炒薏苡仁 30g，牛膝 10g，草果 6g，桔梗 10g，神曲 20g，枳实 6g。

一周以后患者厚苔后退了许多（图 3-16），尿频尿急的情况也改善不少。

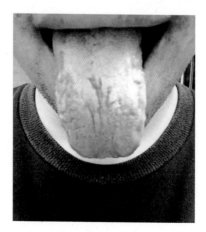

图 3-16

　　两周以后精液里面的颗粒也少了许多，关键问题是厚苔褪去了，舌头没有变红（图 3-17）。有的时候我们为了追求临床疗效，会有些急功近利，温燥的药用得太多，当时似乎厚腻苔退了，但是舌头也会变得红红的，这又带来了其他的问题。但是这样治的疗效很多时候是暂时的，可能停药过不了多久又会复发，所以治疗的关键在于纠正导致这种厚腻舌苔的原因。

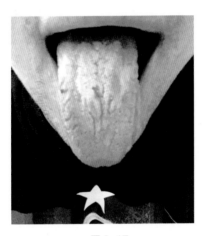

图 3-17

第 四 讲

一份舌苔一份胃气

——论健康舌苔重要性

导读

　　舌苔对于人体来说是很重要的，中医讲舌苔是胃气的标志，"有胃气则生，无胃气则死"。什么是胃气？通俗说就是吃饭消化的能力。当然也包括脾运化的功能。人能活着，全靠吃进去的食物提供身体能量。要是吃不下、消化不了那自然不能生存。舌苔少了自然有问题，但是也不是越多越好，多了少了各有其意义。

下面一一给大家介绍：

❍ 苔少了有何意义？

苔少包括剥苔、少苔、无苔。

① 剥苔

　　什么是剥苔？就是舌面上部分舌苔剥脱，就好像墙上的涂料脱落下来一样（图4-1）。

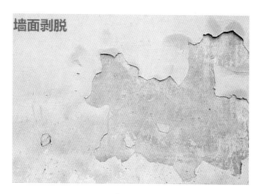

图 4-1

看看下面这位典型的患者（图 4-2）。

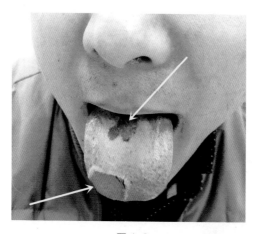

图 4-2

这位患者舌面有两块明显的剥脱舌苔，剥脱一般代表气阴两伤，通俗讲就是胃气受损。这个人表现的症状也是比较符合气阴两伤的，不想吃饭，吃一点就饱。同时你看他有苔的部分还比较厚，呈厚腻状。说明体内痰浊未净，气阴已伤，属于典型的正虚和邪实并存的状态。

舌头就是反映身体状况的一面墙，这位患者不仅墙面被弄脏，还有一块块涂料脱落下来。说明身体出现了相应的状况。

对这个患者用化痰祛湿法治疗了一段时间以后，厚腻苔脱落得更为明显（图4-3）。正确的方法应该是攻补兼施，补虚和由攻邪的比例需要在实践中摸索积累经验。

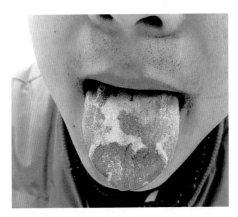

图4-3

剥苔常常见于小朋友，因为小朋友脾胃功能虚弱，感冒发烧生病的时候，经常容易出现这种舌苔剥脱的情况（图4-4）。

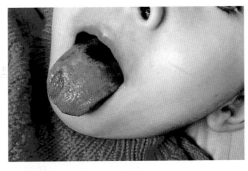

图4-4

对于出现这种舌苔的儿童一定要清淡饮食，顾护胃气，悉心照料，不然后天之本亏虚，当他成年后也会体质差。

看这个成年小伙，舌头裂纹，苔剥脱（图4-5），很可能是小时候脾胃功能就不好，家长照顾得又一般，成年以后可能就会出现这种情况。

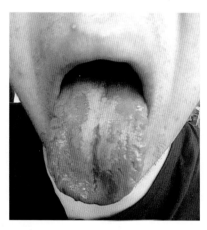

图4-5

②少苔

少苔一般是比剥苔程度更重的一种情况，剥苔是成块地剥脱，但是舌苔还是有很多的，少苔的舌面看上去，苔就是点缀，无苔光面占大部分面积。少苔代表阴伤更重。

比如下面图4-6这位老年男性患者，舌面多处无苔，这是我的老患者，主要想解决前列腺问题，胃口一般，小便无力，滴滴拉拉，夜尿多，经常起夜因而睡眠也不行，初诊时候特地交代我，他年轻时候得过胃溃疡。

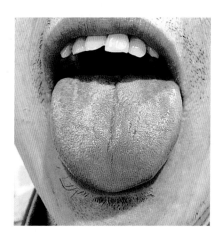

图 4-6

给他拟了一个以六味地黄丸为底方的小杂方，吃了一周以后（图 4-7）。老爷子感觉还不错，于是后面几次都以这个方子为主稍作修改而服用。

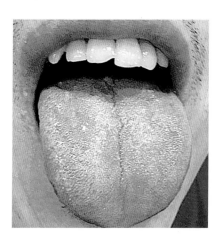

图 4-7

三诊过后，老爷子感觉很好，无论是胃口还是小便和睡眠，都有很大改善。你再看看他的舌头，已经开始生出舌苔（图4-8）。

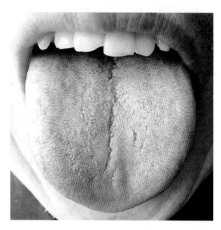

图4-8

处方：熟地黄10g，山药20g，山茱萸10g，茯苓15g，白术10g，生黄芪20g，党参10g，生甘草6g，莲子心3g，陈皮10g，淡竹叶10g，炒薏苡仁20g，车前子10g，王不留行10g，怀牛膝10g。

再跟初诊时候（图4-6）进行对比，无论从舌质还是舌苔都有了明显改善。

小结：正常健康的舌头就应该这样，舌质淡红，舌苔在舌面均匀分布，每个位置都有，厚薄适中，没有过度的堆积，也没有局部的剥脱。我把这个过程叫作：胃气来复。

年轻人的剥苔比较容易恢复，该患者舌中凹陷明显（图4-9），素体脾胃不足，劳累或感冒后出现食欲下降乏力等症状，等感冒痊愈以后，之前的剥落的舌苔也恢复大半（图 4-10），这种就是典型的外感后出现的暂时胃气受损。

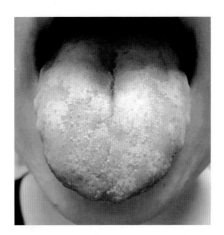

图 4-9

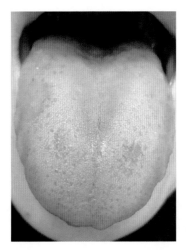

图 4-10

图 4-11 这种只有舌中间一块剥脱的也是比较有趣的，碰到这种情况一定要问问有没有消化系统症状，多半会有应验。

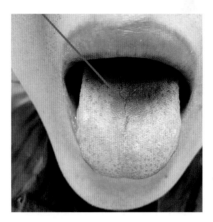

图 4-11

③无苔

无苔一般代表胃气大伤，阴虚严重。如果岁数比较大，基础病比较多，一般预后不良。

图 4-12、图 4-13 这两个都是胃癌患者，图 4-12 是晚期，图 4-13 是早期。

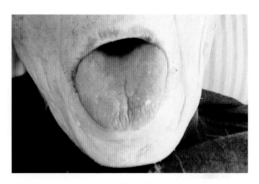

图 4-12

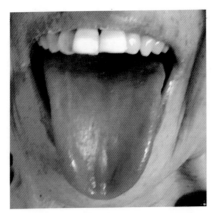

图 4-13

不是说一看到这种光面无苔的舌头就肯定是胃癌，但它可以起到警示、提醒的作用。根据患者年龄及家族史，再进一步有针对性地做西医辅助检查以确诊。图 4-12、图 4-13 两位患者经过胃镜确诊都是胃癌。

这几年我见了很多光面无苔的舌苔，并不是每一个都是胃癌，但是可以肯定的是，如果晨起自然光线下，看到的舌头是这种光面无苔的（图 4-14），肯定胃口不行。

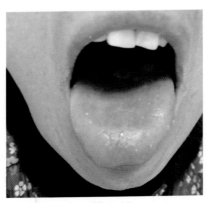

图 4-14

图 4-15 这位患者，舌红，有裂纹，舌根还有点苔，这个也是有意义的，我发现无苔或者少苔的患者治疗后新的舌苔都是从舌根慢慢向前推进，其中原因不得而知。

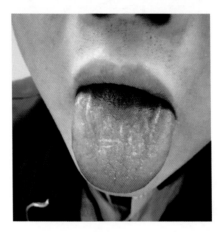

图 4-15

小结：剥苔、少苔、无苔都代表胃阴损伤，通俗讲就是消化功能的物质基础受到损伤，机器的零部件有损坏。而且程度一个比一个重，等到无苔的时候，机器基本就报废了，运转不起来了。

舌苔的多少对于疾病预后的判断有着重要作用，年高、舌红、苔少，多预后不良。

● 舌苔多了有何意义？

前面介绍说舌苔变少预示着胃气受损，但如果舌苔过度堆积，也是不健康的。这种情况也非常多见，多数为腻苔，或者腐苔。前面

《见微知著》篇主要论述的也属于这种情况

总的来说：有一份腻苔，就有一份湿邪。

下面给大家一些典型的舌图看看。

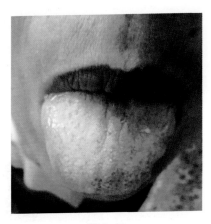

图 4-16

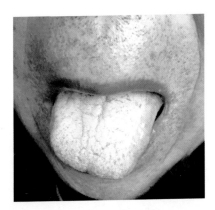

图 4-17

图 4-16、图 4-17 两者都是典型的腻苔，图 4-17 还是黄腻苔，这种黄腻苔经常见于急性胃炎，或者慢性胃炎的急性发作期，有火有热，

经常还伴有疼痛的症状。同时图 4-17 这个患者舌歪斜，既往有过中风史。

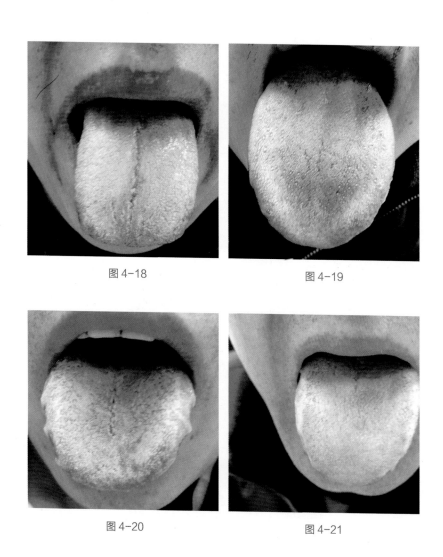

图 4-18

图 4-19

图 4-20

图 4-21

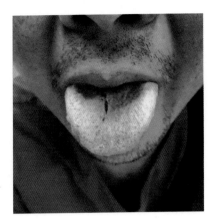

图 4-22

图 4-18 ～图 4-24 都是典型的腻苔。

总的来说，舌苔的变化与消化系统关系最为密切，因为舌表面和口腔黏膜与胃肠相通，都是消化道黏膜，舌表面的变化，敏感地反映着整个消化道的情况。

图 4-23、图 4-24 为治疗前后的对比图。

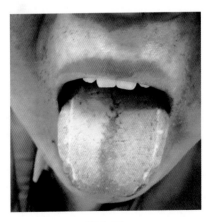

图 4-23

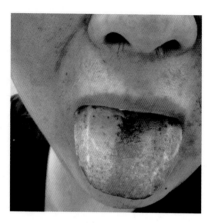

图 4-24

小结：不管是白腻还是黄腻的舌苔，患者往往都有一些共同症状：胃口不行，口渴，大便黏腻，粘马桶。这个口渴很有特点，喝水不解渴，这是湿阻导致的津液不能上承，只有化湿才是解渴的根本。糖尿病早期的很多患者会出现这种腻苔，但是人们常以为糖尿病是阴虚，而选用六味地黄丸服用，结果越吃越腻，越吃越糟糕。所以要注意，当出现腻苔时选六味地黄丸这种滋阴为主的汤剂就不合适了。

图 4-25 是一位舌苔厚腻的患者，这个患者是开餐馆做厨师的，就诊时自诉没啥胃口，嘴里黏腻得很，尝什么都没有味道。做厨师的怎么能不尝菜呢，现在嘴里都没味道，没法尝，非常影响工作生活。初诊时，他的舌苔看上去厚厚的，微黄，除了上述所说的症状之外，口渴也比较明显，而且喝水不解渴。于是给他拟了个方子：姜半夏 10g，陈皮 10g，茯苓 20g，厚朴 6g，泽泻 10g，白术 10g，苍术 10g，桔梗 10g，防风 6g，黄连 3g。这个小方子患者吃了一周之后，厚腻的舌苔

明显化开，嘴里黏腻、口渴这些症状明显改善（图 4-26）。这种口渴就是典型的湿阻津液不能上承引起的，千万不可当作阴虚滋阴来治。除了服药之外，还应记得做菜少放点油，饮食不当是厚腻舌苔出现的重要原因。

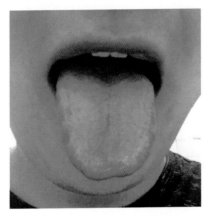

图 4-25

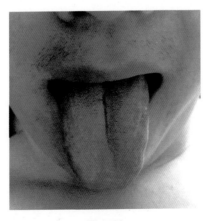

图 4-26

　　小结：舌苔厚腻或者过度堆积，多预示着脾胃气虚。可以这样理解，脾胃处于疲惫状态，战斗力下降，完成不了承接的任务，所以堆积了很多任务完成不了。至于什么原因引起的战斗力下降呢，可能是外感病、情志内伤的暂时干扰，比如感冒发烧时胃口变差，舌苔变厚很常见，也可能是饮食不节、久病劳伤以后脾胃功能的实质损伤。舌诊结合问询的其他症状，结合来看，再拟定相应的治疗方案。

第 五 讲
疏肝不只有柴胡

　　图 5-1、图 5-2 是我跟师学习时候碰到的一个患者，他因勃起功能下降而来就诊，患者舌苔白腻明显，同时舌两侧紫斑隐隐。结合其他症状，辨证为肝郁肾虚血瘀。当时我的老师用了我们男科的一个名方沈氏达郁汤加减治疗。处方：白蒺藜 30g，升麻 6g，香附 10g，川芎 10g，橘叶 10g，枸杞子 10g，肉苁蓉 10g，巴戟天 10g，枳壳 6g，白芍 10g，当归 10g，蜈蚣 2 条。这个方子的核心在于重用白蒺藜 30g，有时甚至更多，起初我很是不解，为什么辨证是肝郁却不用柴胡而重用白蒺藜？就是这个问题引发了我对疏肝的思考？

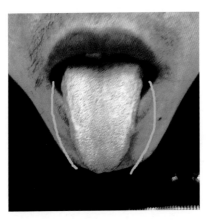

图 5-1

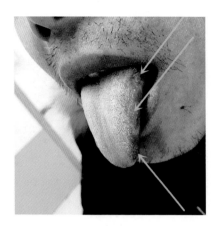

图5-2

中医基础理论讲：肝主疏泄，肝藏血，肝喜条达而恶抑郁。

如果肝气郁结，肝失疏泄，气机瘀滞，会出现以下一系列症状：

胸胁或少腹部的胀闷走窜疼痛，烦躁易怒，头晕胀痛，胸闷喜叹息，抑郁，咽部梗阻，纳呆不欲食，睡眠不佳，夜寐多梦，妇女月经不调、乳房胀痛、痛经，男子睾丸胀痛、不射精、勃起障碍等。

归纳起来大概可以分为：情绪问题、疼痛问题、消化道问题、睡眠问题、男科妇科问题。基本上每一类问题都会伴有情绪问题。

下面结合实例，跟大家讲讲。

例子1：

图5-3这位患者，因突然遇到生意不如意，而心情郁闷，睾丸疼痛明显，唇紫、舌下静脉曲张。我给他用了一个名方越鞠丸。运用这个方时重点加大了香附、川芎的量。

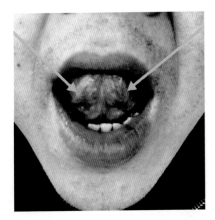

图 5-3

第二天，各种症状都有好转，三天以后，症状都消失了，再看看舌下瘀紫也没那么严重了（图 5-4）。虽然这个患者属于明显的肝郁，但是并没有给他用柴胡，因为他虽然肝气郁结的症状明显，但是伴有肝经的血分郁滞，这个时候，要先解决血分郁滞，香附和川芎就比柴胡要合适得多。

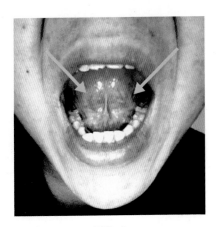

图 5-4

肝经的血分郁滞，除了表现为舌质紫暗、有瘀斑瘀点外，常常伴有舌下静脉曲张。

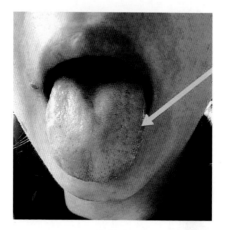

图 5-5

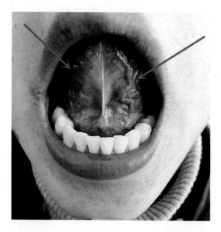

图 5-6

图 5-5 这个患者才三十岁多一点，是个淘宝店主，平时很操劳，腰背胁肋都痛，乏力，月经量少，焦虑异常。我初看她舌面就泛着紫

气，于是又检查舌下，当时很让人吃惊。一般有舌下静脉怒张的都是年纪大血瘀程度比较重的，她年纪尚轻，就出现了如此严重的血瘀，临床上很少见。之所以会这样，跟她做了五年的淘宝店铺很有关系。她每天只睡 6 个小时左右，旺季时甚至只睡 4 ～ 5 个小时，一直在室内电脑旁，几乎不出去运动。长此以往，怎能不瘀，对于瘀血证除了要运用活血化瘀基本大法以外，还要寻求病因，对因治疗。要辨别是气虚无力推动、寒凝血脉不畅，还是情志不畅气滞血瘀。

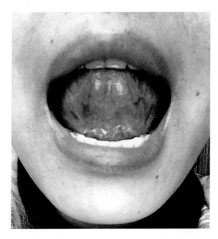

图 5-7

像图 5-7 这种舌下青筋曲张，提示患者肝血管静脉系统回流不畅，其实大部分患者病情还好，但是如果舌下见到较多红色、鲜红的血管曲张，情况一般不妙，多见于恶性病变，说明动脉供血异常增多，一定要引起注意。

图 5-8 这位患者周身疼痛明显，看了舌下，静脉曲张明显。

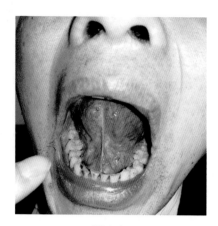

图5-8

　　肝经血瘀的舌象除了常见舌下静脉曲张外，还有一些其他表现，介绍如下：

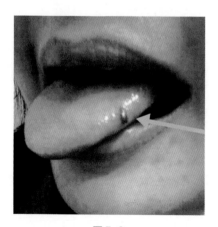

图5-9

　　舌边有瘀斑瘀点甚至出现团块一样的紫血，临床也很常见。当出现在妇女身上时要考虑与月经相关，图5-9这个妇女就是因月经不来而就诊。看到这个紫血团块，断定有瘀血，于是用了四物汤加了点活血调经药，比如丹参、益母草之类，服过几剂药后患者月经很快就来了。

图5-10、图5-11这个小姑娘跟上面那位患者情况类似。

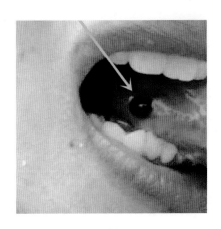

图5-10

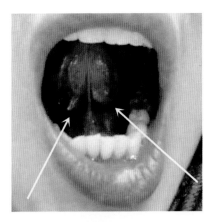

图5-11

图5-12这个小姑娘的舌跟上面那两位姑娘很相似，舌边有紫血团块隆起。很多人会以为这是热水烫的，或者牙齿无意中咬到的，就像很多有裂纹舌的人都会说自己先天就是这样，其实看看新生儿或小朋友，是没有

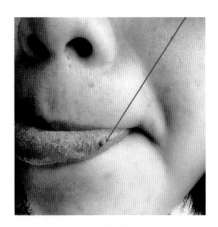

图 5-12

裂纹舌的，这都是后天形成的。这个紫血团块也是，它反映的是肝经瘀血。这种舌并非凭空产生没有临床意义，如果参看一下舌下静脉，往往是怒张的，两者均提示有瘀血。

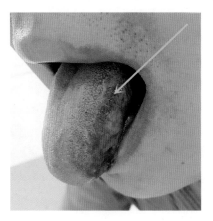

图 5-13

图 5-13 这个患者跟开始那位患者（图 5-2）类似，肝经血瘀非常明显，可见舌两侧瘀斑点点。

例子2：

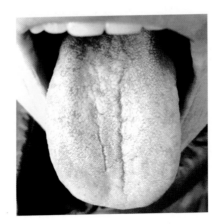

图 5-14

图 5-14 这个患者表现为一侧牙痛、耳朵痛、头痛、腹泻不想吃饭、情志不畅。她牙痛有些日子了，开始疼的时候，就自行吃抗生素和抗炎药，可以暂时压下来，但过一阵会疼得更厉害。她既有偏头痛，又有腹泻，我给她用了一个《伤寒论》的方吴茱萸汤，顾名思义这个主药用的是吴茱萸。

吃了两剂药后，患者疼痛就好转了，7剂下去就基本不疼了。

患者服用吴茱萸汤3天以后的舌象如图 5-15，舌质比以前红了，变化很明显。吴茱萸除了有温中止呕、助阳止泻的功效外，最主要的它还有散肝经之寒、解肝气之郁结的功效。吴茱萸大苦大热，对于因痰湿引起的肝经寒凝郁滞，效果很好。

吴茱萸常用于头痛的治疗。另外，常见有这么一类人，脾气急躁，经常"上火"，出现口舌生疮、牙痛、眼睛红等，只要有舌白而腻苔，都可以用吴茱萸。我的体会是，对于复发性口腔溃疡患者，吴茱萸是

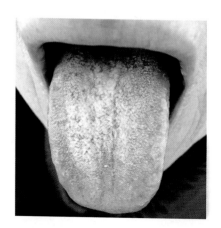

图 5-15

个特别重要的药。对于因为寒湿阻滞引起的肝郁，吴茱萸是比较合适的，对于这类患者疏肝也是不用柴胡的。

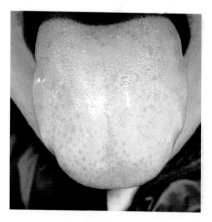

图 5-16

对于图 5-16 这类中焦虚寒，常有胃痛或者胁痛的患者，我经常用吴茱萸与干姜配伍。吴茱萸是一味好药，但是碍于有小毒，药典限制它的使用剂量较小，常用量应小于 4.5g，临床使用常难取效，我常用

6 ~ 10g，配伍干姜之后热力更强烈和持久，患者吃进嘴里感觉又苦又辣才能有效。图 5-16 这位患者，自觉左右胁肋部疼痛不适，血生化和 B 超检查显示无明显异常，遂来求助中医。我结合疼痛部位和苍白的舌头，诊断为是肝寒，用吴茱萸汤治疗，服几剂药后症状很快就缓解了。对于这类患者最好再结合病史以明确诊断，比如有受凉后加重等。治疗一周以后，患者舌渐红活（图 5-17），与治疗前比较变化明显，症状也基本消失，在很多人的印象中提到肝就是肝火、肝阳，很少有人能认识到也有肝寒的存在，其实在当下社会苦寒药被过分滥用（包括西药抗生素），肝寒的情况屡见不鲜，如何甄别，一则看临床症状，再则就是看舌了。

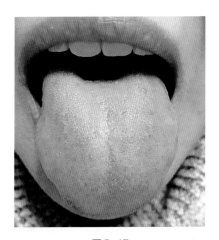

图 5-17

例子 3：

图 5-18 是第八讲"午夜烧烤舌"中最为典型的一类，舌中间苔黄腻，旁边肝胆分区处无苔且发红明显。这个姑娘表现出的症状很多，

有胸闷、不想吃饭、乳腺结节、小便不通畅、腹股沟隐痛、睡眠不好等，辨证属于典型的肝郁证。对于这类患者就不能再用大辛大热的吴茱萸了，因为舌质发红明显，苔偏黄表明有热。

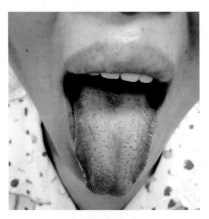

图 5-18

这种情况用芍药就比较合适，尤其是赤芍，这味药专入肝经，能凉肝经血分，解肝经郁热。这里的肝郁是因为郁热引起的，所以可以用柴胡，但是柴胡不能作主要药物。凉肝血、除郁热的赤芍为方中主药。赤芍在方中的作用为疏肝。当然如果肝热明显，心烦睡眠严重，还可以用山栀，山栀能直接清肝热，《伤寒论》里有用来治疗虚烦不得眠的栀子豉汤，主药就是栀子。

例子 4：

图 5-19 这个妇女睡眠不好，脾气暴躁，大便干结，月经量少，有血块。这个妇女的病情就比上面图 5-18 的小姑娘程度更重一层，本例患者全舌都红，红得发紫，裂纹满布。她肝经郁滞也特别明显，表现

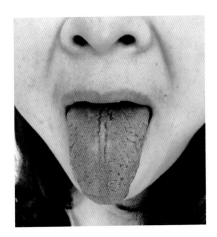

图 5-19

为脾气暴躁、睡眠问题比较突出。本患者心肝阴血不足，阴虚无以制亢阳，破坏了阴阳的平衡，这个时候也是不用柴胡的，按很多本草古书的说法：柴胡用多了劫肝阴。这种情况下要补心肝阴血，酸枣仁就特别合适，《伤寒论》里酸枣仁汤跟栀子豉汤同样治疗虚烦不得眠，但是酸枣仁汤治疗的是阴血不足，无力滋养心肝的失眠。

通过上面举的 4 类例子可以看出，肝郁有很多种表现，还有很多兼夹症状，引起肝郁的原因也有很多。很多初上临床的医生或者中医爱好者，碰到肝郁的情况时就只想到用柴胡，其实是不太妥当的。

那柴胡什么时候用？柴胡有升提的作用，有解表退热的作用，有疏散外邪的作用，应分清证型，对证使用。当我们碰到有外邪入侵的时候，如果有肝郁，常常配伍柴胡。此外还有些肝郁柴胡并不是首选：

如果是寒凝肝经引起的肝郁，柴胡就不是首选，可以选用吴茱萸＋干姜。

如果是血分郁滞引起的肝郁，柴胡也不是首选，可以选用川芎＋香附甚至当归。

如果是肝经郁热引起的肝郁，柴胡也不是首选，可以选用赤芍＋栀子。

如果是肝胆热郁还夹有湿邪的湿热问题，柴胡也不是首选，可以选用茵陈。

如果是阴血不足引起的肝郁，或者肝阳偏亢，更不要用柴胡，用酸枣仁补益阴血才是合适的。

回到开篇我提到那个问题，为什么男科肝郁引起的阳痿，柴胡不是首选，而首选白蒺藜呢？《本草害利》说白蒺藜苦辛而温，疏肝而散风胜湿，破血催生，通乳闭，消癥瘕。可见白蒺藜这个药不仅疏肝而且祛风胜湿还活血，特别契合阳痿病肝郁常常夹湿与瘀血的特点。

近代经方大师，江阴曹颖甫先生的经典著作《经方实验录》为后世中医所推崇。曹先生在书中讲，如果确定是风寒束表，也不一定非要用麻黄汤桂枝汤，可以啜滚热之茶汤，做剧烈之运动，以温水之沐浴助汗解表，方法不一，致汗则同。现在很多人风寒感冒也就是这么做的。我写作本文也是受曹先生书中思想启发，看病要把握病机，正所谓治病求本。不要见到肝郁就只想到柴胡疏肝，而是要考虑引起肝郁的原因，解除了相应的病因，肝郁自然就解除了。

小结：舌诊对于临床证型的判别、选方用药有很大的作用。中医看病用药一定要看舌，排除了那些常见的舌诊干扰因素，对于诊断疾病基本上还是比较准确的。舌诊时应首辨寒热，大方向不可错，大方向对了，一般效果不会差。不可看到红红的"热舌"而用大辛大热之品，也不可看到雪白的"寒舌"还拼命清热泻火。古人留了一些名方与舌象有固定搭配，有时候用起来发现确实有奇效。虽然我个人的处方大部分都比较杂，但基本以《内经》的疗寒以热药、疗热以寒药为基本原则。

第 六 讲

无形的理论 有形的舌象

——肝常有余，脾常不足

导读

　　关于舌诊很多理论的东西让人难以捉摸，看似说得很清楚，但学习的人却搞不清怎么回事。在《见微知著》章节中我谈到了痰饮水湿，这四者的联系和区别很多人搞不清，但是通过我给的舌象，想必很多人对其会有新的认识。

⚪ 肝常有余，脾常不足

　　"肝常有余，脾常不足"理论本是明代医家万全[①]提出来的，它是概括小儿生理病理特点的重要学术观点。

　　"肝常有余"：是指小朋友生长发育迅速，如草木萌芽，生机勃勃，全赖肝所主生发之气的旺盛（生理上）。同时小朋友生病时候，特别容易化热化火，引动肝风，发为抽搐（病理上）。

　　[①]万全（1495—1580），又名全仁，字事，号密斋。湖北罗田人。祖籍豫章（今江西南昌市）。祖父杏城，以幼科闻名乡里。父菊轩，因兵荒定居罗田大河岸，以幼科名，"远近闻而颂之"。万氏因科举失意，乃矢志医学。

"脾常不足"：是指小儿的脾胃尚未发育完全，生理功能不足，脾胃之气不是特别充盛，容易被饮食、寒热所伤。如万全在《幼科发挥》中所说：小儿脾常不足，非大人可比，幼小无知，口腹是贪......视大人尤多也。万全说得非常形象，小朋友无知，特别贪吃，看到吃的就想吃，大人不管的话，很容易就伤了脾胃。

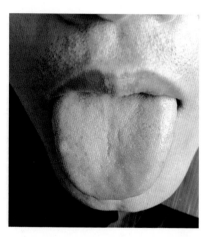

图6-1

我在临床观察舌诊的时候发现，把万全的这一儿科学术观点运用到成人舌诊临床也十分合适。正常健康人的舌头看上去应该是光滑自然左右对称，舌面饱满平整。如图6-1一样。但是现代人不止小儿，成人也"脾常不足，肝常有余"。

"脾常不足"源之现代人饮食习惯不好，或者暴饮暴食，或者社会应酬太多，或者为了塑造形体有意节食，久而久之伤了脾胃。导致脾胃损伤最重要、最常见的原因就是李东垣说的饮食不节。

我们都知道脾气主升，脾胃损伤之后，脾气不升而下陷。

◎ 脾常不足的最常见舌象——舌中陷下一个坑

如图 6-2 ～图 6-9 所示。

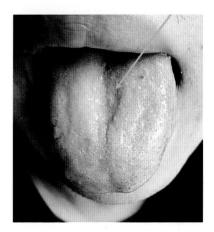

图 6-2

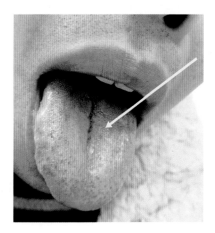

图 6-3

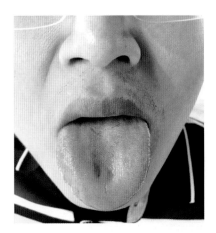

图 6-4

图 6-4 这位是单位领导，应酬太多，吃喝饮酒太多，这是脾常不足的典型表现。

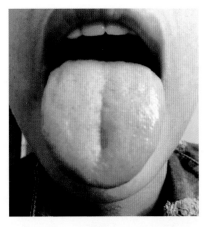

图 6-5

图 6-6 的舌中间既有陷下，又有裂纹。

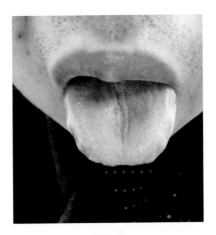

图 6-6

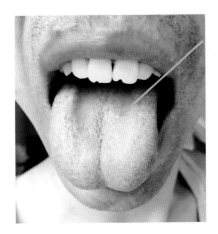

图 6-7

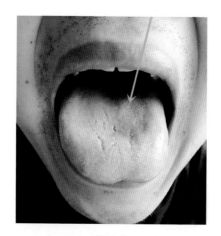

图 6-8

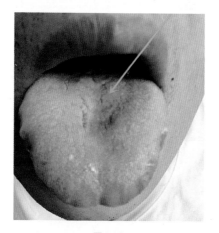

图 6-9

以上几副图陷下都很明显。李东垣说：脾胃虚则九窍不通。九窍包括鼻、眼、耳、口、前后阴。很多鼻子、眼睛和耳朵的问题是脾虚引起的，这些疾病也常出现舌陷下，两者之间常有联系。东垣的名方益气聪明汤（生黄芪 15g，人参 15g，葛根 9g，蔓荆子 9g，白芍 6g，黄柏 6g，升麻 4.5g，炙甘草 3g）可以治疗耳目不明。他认为：五脏皆禀气于脾胃，以达于九窍；烦劳伤中，使冲和之气不能上升，故目昏而耳聋也。医不理脾胃及养血安神，治标不治本，是不明医理也。

图 6-10 这个患者除了舌中间凹陷明显，还有一个显著特征就是舌体胖大，伸舌满口。

这也是脾常不足的另外一个常见表现。

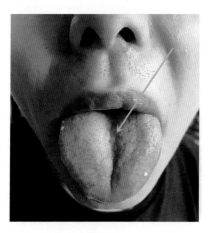

图 6-10

图 6-11 这个患者是国家公务员，舌头胖大明显。他平时总不觉得饿，不像别人到了饭点就饿，他是完成任务似的，到点去吃一点，关键不怎么吃饭还发胖，感觉身体沉重，平日坐坐办公室懒得室外运动，一动就出汗，纳谷不香，少气懒言，动则汗出，属于典型的脾肺气虚表现。《内经》讲：诸湿肿满，皆属于脾。虽然水液代谢以肺脾肾三脏为主，但是碰到这种舌体胖大齿痕明显的，首先要考虑到水液代谢的枢纽脾胃出了问题。

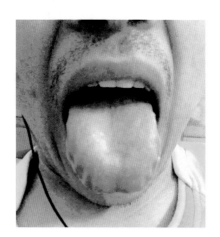

图 6-11

图 6-12 这位患者舌头胖大，舌边齿痕明显，舌苔也白腻，是典型的脾虚湿胜的舌象。

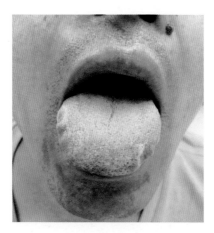

图 6-12

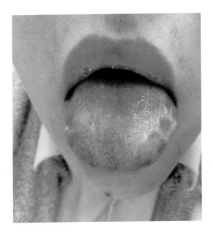

图6-13

图 6-14 这个患者齿痕比较严重，患者牙齿不太整齐，舌体肿胀后与牙齿共同作用后出现了这种情况。

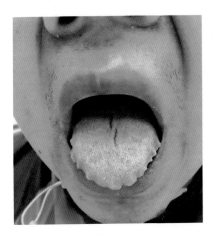

图6-14

小结： 脾虚常见舌象就是舌中间陷下，或者舌体胖大伸舌满口、齿痕明显。

成人肝常有余，不是讲肝的生理状态，而是讲肝的病理状态。肝有余是指肝气有余，或者肝火（阳）有余。之所以出现这种状况也跟现代人的生活习惯关系很大，现代人工作生活压力太大，思虑太多，还经常熬夜，这些都会耗伤阴血。中医认为肝为刚脏，主藏血，体阴而用阳。阴血一旦不足，肝阳容易相对偏亢，也就是老百姓说的肝火旺。在舌的表现就是舌头两边突出来，好像长了东西一样。

◎ 肝常有余的最常见舌象——舌两边凸出

仔细看看图 6-15，这个不是齿痕，而是小肉丁一样的新生物。

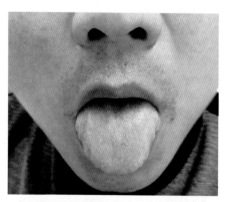

图 6-15

图 6-16 中舌边肿胀凸出，兼有舌头有 _丝丝裂纹_ 。

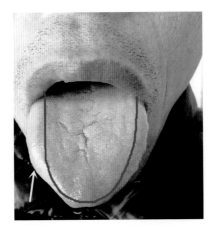

图 6-16

图 6-17 这个患者是典型的集"脾不足"与"肝有余"于一体的舌象。

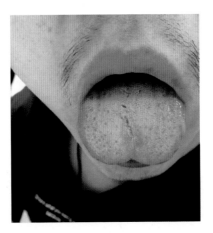

图 6-17

图 6-18 这是个二十多岁的小伙子，是来看前列腺炎的，他舌根厚腻明显，舌向两边扩张凸出。问他有没有肝病，小伙子说从小就是乙肝携带者，二十多年来也没接受过正规的治疗。

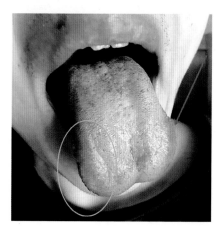

图 6-18

◎ "脾常不足，肝常有余"对我们的警示与思考

①看到舌中间已经凹陷出一个坑时，要注意保护自己的脾胃，此为病已久，后天之本已伤。李东垣说：脾胃一伤，百病乃生。出现这种舌象预示脾胃已伤，如不及时加以顾护，可能会生出其他多种疾病来。

②看到舌头两边有异常凸起时，要千万小心，回想一下自己是不是最近情绪不太好，脾气比较大，胁肋部是否不适，体重是否严重超标了，熬夜是否太多等，如果有就要做相应的调整了。同时配合体检，查查自己的肝胆功能是否正常，不要等到出现不好的结果时追悔莫及。

　　我很久以前观察到这个现象时，就经常思考，为什么脾不足会凹陷，肝有余会凸出呢？后来想想，长时间患有胃肠疾病者常可在胃肠镜下观察到消化道黏膜萎缩，肝胆疾病最常见的表现就是肝肿大、长东西，这两者之间似乎存在一定的联系。这也是我常提醒大家的，看到舌两边有凸起时，一定要结合西医学辅助检查，排除某些疾病，切不可走到《独处藏奸》章节提到的那个肝癌患者的严重阶段时才去检查。

第 七 讲

新伤还是旧疤

导读

舌诊的价值不仅仅在于是处方用药的依据，它对于诊断的价值也是很大的。我认为中西医都是这样，能明确诊断以及早期诊断的医生才是高明的医生。诊断是高手过招初见高下的地方，诊断清楚，治疗才准确。有时候看到一个人就像这颗树一样，饱经岁月的打磨，身上带有很多时

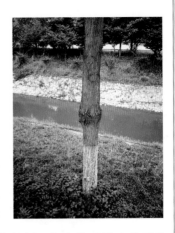

代的痕迹，这些痕迹代表着过去的经历，但它并不影响当下的生长。看舌的时候也会遇到类似的情况，有些舌头可能满目疮痍，代表他的主人曾经历经磨难，但是并不妨碍他现在的生活状态。

在上一个章节我总结了肝胆和脾胃问题的常见舌象，肝胆的问题常常反映在舌头两边，而且以两边凸出为主要表现，脾胃的问题常常

反映在舌头中间，以舌体凹陷为主要表现。我观察发现，出现这两类舌象时，患者往往有较长时间的疾病史，一般患病 3 ～ 5 年以上才会这样，短时间内一般不会有这种表现。但是这些过去的问题会不会给当下造成影响呢，这就因人而异了。

举几个例子对比一下，大家就有体会了：

例 1：

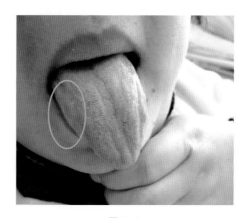

图 7-1

图 7-1 是个慢性乙肝的患者，得病已经很多年了，舌头两边凸出比较明显，但她目前身体处于相对稳定期，平时保养得还可以，所以你看她的舌，除了两边往外凸了一点以外，其他还可以，苔还是很干净，也是淡红的舌头。

例 2：

再看图 7-2 这个患者，这也是一个慢性乙肝患者，患病多年。患者最近因熬夜、喝酒打牌而又发病。目前情况不太好，既有胁痛，又有情绪及睡眠问题，明显处于一个新近的发病期。大家看看他的舌头，两边也微凸，跟上面图 7-1 一样属于典型的肝有余表现，但是舌质很红，热证的表现很明显。给这个患者用了一段时间滋阴凉血药后，症状得到了改善，舌也明显不像之前那么红了。

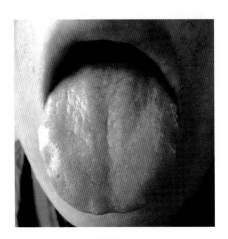

图 7-2

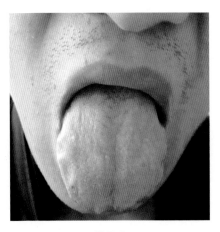

图 7-3

例3：

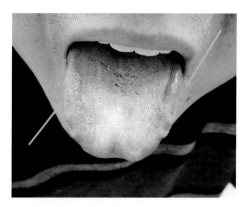

图 7-4

图 7-4 这个患者经常嗜酒熬夜，最近上腹部有点不舒服，也说不上来具体哪不舒服。来医院做了肝肾功能和肝胆 B 超检查。结果显示转氨酶有点高，胆囊里有结石，胆囊壁毛糙有慢性炎症的表现，肝胆都有点问题。他的舌两边红得比较明显，正说明肝胆出现了问题。

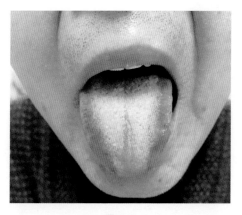

图 7-5

图 7-5 是个因急性胆囊炎及发热住院的患者，这也是《午夜烧烤舌》章节将要介绍的特别典型的舌象。午夜烧烤舌不是真的指喜欢午夜吃烧烤的人才会出现的舌象，而是比喻这一类人肝胆有热、脾胃有湿。舌两边红赤明显的，查肝功能多有异常，且多有急性损伤存在。

小结： 肝胆问题有几类常见表现：舌两边外凸、舌边红无苔、舌边剥苔、舌边溃疡、舌边有瘀斑瘀点等。舌两边外凸和舌边质红，都是常见表现，但两者还是有区别的，舌边外凸大多是慢性过程，体现的是岁月的痕迹，而舌红是舌质颜色的变化，常为急性损伤，是一个新近损伤的表现。

◎ 相同的规律也可以运用到脾胃问题上

在《脾常不足，肝常有余》章节介绍过，脾胃问题的一个常见表现是舌中间凹陷（陷下）。

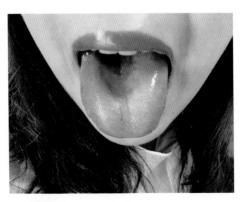

图7-6

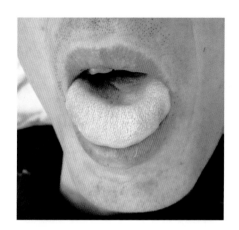

图 7-7

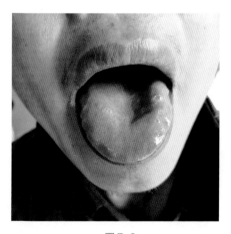

图 7-8

图 7-6 ～图 7-8 这几个都是比较典型的陷下舌，患者病程也都比较长。但是他们处于一个相对稳定的时期。平时注意饮食起居的话就不会出现太明显的不适。

图 7-9 这个老爷子患有胃病，舌面也有陷下，而且陷下的程度远没有上面那三位那么明显，但是他的症状却比上面那几位都重，又是嘈杂，又是胃痛，感觉很痛苦。这位患者跟前面三位明显不同的是舌苔偏厚，黄腻明显，且兼有舌尖红。

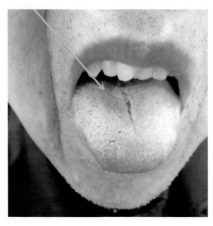

图 7-9

由此我发现：舌头的凹陷程度基本可以反映出病程的长短，以及损伤的程度。但是那些往往都是岁月的痕迹，舌苔似乎更能反映当下的身体情况。

下面再举几个例子，以应其说：

图 7-10 是一个胰腺炎的患者，腹胀腹痛明显，舌苔属于典型的泛黄腻苔。

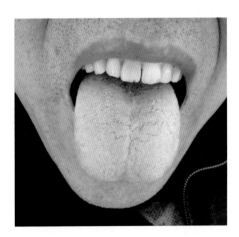

图 7-10

图 7-11 是个溃疡性结肠炎患者，最近急性发病，处于活动期，腹痛腹泻都很明显。每天要跑七八次厕所，舌中轻度凹陷，但是舌苔黄腻明显。

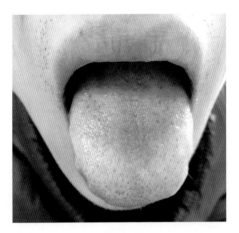

图 7-11

上面两个患者的舌象都凹陷，带有岁月的痕迹，两者脾胃均不好，但是舌苔表现更为夸张。

治疗前（图7-12）与治疗后（图7-13）比较，黄苔已渐退去。

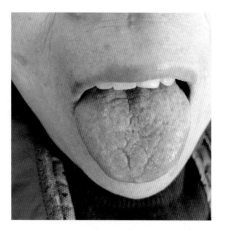

图7-12

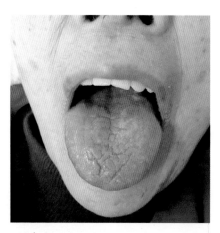

图7-13

这个老奶奶饱经岁月沧桑，舌头上沟壑纵横，但是那些都是岁月的痕迹，近期腹痛明显，仅表现为少许舌苔泛黄，清热泻火之后，腹痛好了，黄苔也退了。但是那些陈旧的问题还是存在的，她近期的症状与那些陈旧问题并未太多关联，舌苔才能反映她当下的真实情况。

跟肝胆问题一样的是，脾胃问题也存在岁月的痕迹和新近的伤害这种情况，但是两者又有不同。肝胆问题需要观察舌体形态和舌质，舌质红不红是比较敏感的指标；脾胃问题需要区分属于急性起病还是陈旧损伤为主，这主要看舌体和舌苔，舌苔是比较敏感的指标。

脾胃的陈旧损伤，除了舌中间凹陷之外，常见的表现还有舌上有裂纹。

图 7-14 ～图 7-21 这些患者有人稍有风吹草动就拉肚子，有人多吃即腹痛腹胀，裂纹满布的舌头就是他们脾胃久虚的见证。裂纹舌多半是长时间形成的，而且比较稳定，但是遇到明显的裂纹加上异常的舌苔就要引起注意。

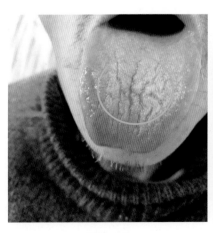

图 7-14

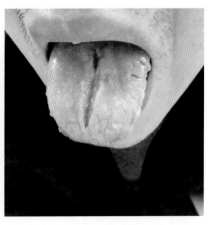

图 7-15

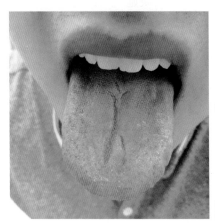

图 7-16

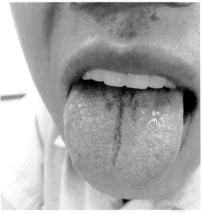

图 7-17

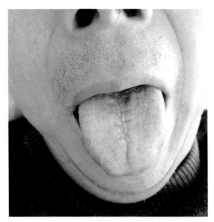

图 7-18

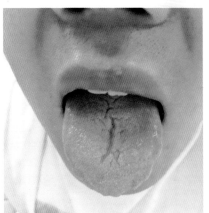

图 7-19

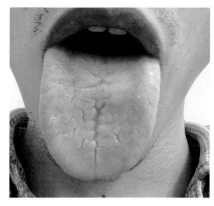

图 7-20

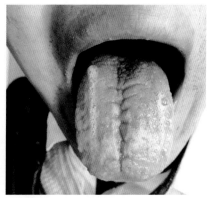

图 7-21

图 7-22 这位老太太 60 岁，我一看她的舌头就感觉她的胃肠有严重问题，舌中间的这道裂纹很深，舌苔剥脱严重，她还偶有胃痛。因为有老胃病，患者多年经常自己服用抑酸药奥美拉唑，有时候大便还发黑。我跟她讲不要随便服药，这样容易掩盖病情，一定要做一下胃镜检查，以明确诊断。当时我预测可能是肿瘤或是溃疡。于是她就去做了胃镜检查，万幸是个十二指肠球部溃疡，不是肿瘤。

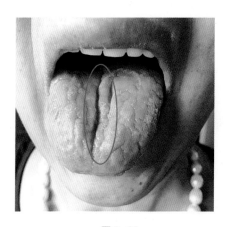

图 7-22

图 7-23 这位患者来看男科病的，患者勃起功能不好。初看他的舌头，中间裂纹非常深，而且舌苔微黄也不干净。预示着他有严重的脾胃问题。患者不能吃凉东西，一吃就腹痛腹泻。于是建议他回当地做胃镜检查，结果也是溃疡病：十二指肠霜斑样溃疡。

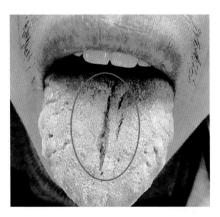

图 7-23

调理一段时间后，舌头红润许多，黄苔也退去了（图 7-24），他个人感觉也很好，但是他舌中间的裂纹，这样的陈旧损伤是不会消失的。

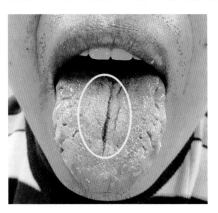

图 7-24

　　图 7-25 与图 7-26 都有裂纹与凹陷，这属于岁月痕迹，但是也有程度轻重之别。总的来说，裂纹、凹陷程度越重的，脾胃病的程度也越重。我给大家展示的都是特别典型的病例。像图 7-26 这位，虽然他程度不是特别重，但也要引起大家的注意，处方用药的时候，要考虑到他脾胃有问题，治疗中要顾护他的胃气。

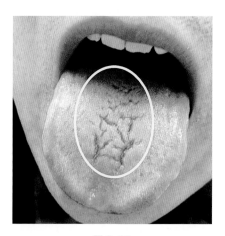

图 7-25

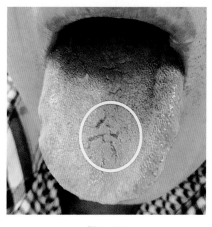

图 7-26

小结：舌头上的裂纹或者凹陷一旦形成，多预示着病程较长。胃肠系统一旦有实质损伤形成，要恢复原来平整的样子，基本不太可能。看到脾胃区域裂纹或者凹陷，一则警示我们可能脾胃有问题，较深较夸张的裂纹要警惕溃疡，二则提示用药要轻柔，应顾护肠胃。误区：总有人认为舌头有裂纹就是胃阴虚，进而用滋阴法治疗，我觉得这样是不合适的，胃阴不足通过参看舌苔来诊断更为准确。

这位老人（图7-27、图7-28）身患多种疾病，平素血压较高，未予特别治疗，近期血压增高明显，眩晕难以下床，看舌头左右不对称，凹凸有致，舌苔黄腻，舌边及舌尖瘀斑、瘀点明显，大便秘结。对于高血压引起的眩晕或脑梗中风眩晕，我基本都是使用张锡纯的镇肝熄风汤加减，效果很好，服用三两剂之后，眩晕就消失了，血压平稳，舌头也变化明显，黄腻苔退去，瘀斑瘀点消失。这个案例是日常生活中比较常见的，充分说明了舌质和舌苔的变化是一个人近期身体变化的突出反映，舌形的变化往往是持久和漫长的。

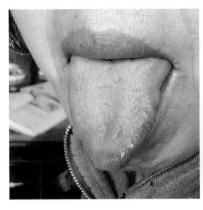
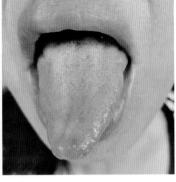

图7-27　　　　　　　　　　　　图7-28

新伤与旧疤意义还是有点不同的，陈旧的伤疤往往是长期疾病损伤留下的痕迹，不是说陈旧的伤疤对现在就没有影响，当下的一切往往都是以往疾病的体现。但是要区分当下的问题跟曾经的伤痕关联性有多大？关联性大的用药要兼顾旧伤，关系不大的可以暂时不管。对于新近的损伤，才是治疗的重点，正所谓急则治标，缓则治本。

● 不是一家人，不进一家门
——难以纠正的体质

这几年看了好多个来自同一家庭的患者，感触越来越深，一家人的体质很多时候颇为相似，甚至好多时候我所用处方都基本相同。有些事情是西医学已经明确的，比如遗传的问题，像遗传的高血压、糖尿病、消化道肿瘤类疾病。但是一家人中有的是没有血缘关系的，比如夫妻二人生活在一起的时间长了，体质也会变得类似。我前不久刚看过的一个患者（图 7-29），发现她舌两边颜色不正常，肝胆问题突出。她爱人亦是如此（图 7-30）。

夫妻相处时间久了，体质也会相似，因为夫妻经常一起吃饭，作息时间一致，在一个情绪渲染的环境下生活，体质逐渐趋于相同。但是这种情况不是绝对的，因为有些家庭联系比较紧密，有些家庭联系比较松散，后者在现代家庭中还是非常常见的，很难得在一起吃上一顿饭，睡一张床但是大家入睡的时间相差很大，甚至因为工作的原因大家每天相处的时间都比较少。所以说这种情况不是绝对的，在一些传统的家庭体质趋同更为明显。

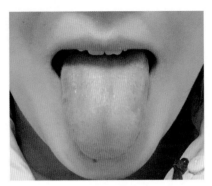

图 7-29

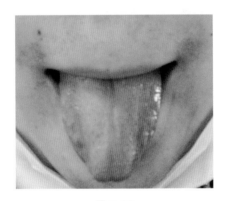

图 7-30

至于那些有着血缘关系，又生活在一起的人，体质就更相似了，比如最近看的另外一个家庭的母女。

母女两人都有失眠（图 7-31、图 7-32），入睡困难。舌象也很像，舌形都是这种舌尖比较尖的三角形，两边齿痕明显，中间凹陷，年轻患者还没有出现裂纹，但趋势已经非常明显了，以后估计会跟母亲一样。两者舌根都是厚腻的白苔。体质几乎一样，我给她们开了基本一致的处方。

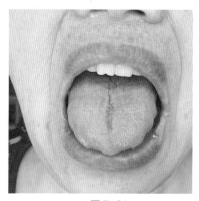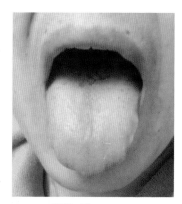

图 7-31　　　　　　　　　　　图 7-32

两个长期生活在一起的人，因为生活环境、饮食习惯和作息时间类似，那么体质也会朝同一个方向发展，这也是一些慢性病经过治疗后能够得到短暂缓解，但是得不到根治的原因之一。这是因为引起问题的病根没有纠正。这几年我也治疗过不少这种老患者，随访了好几年，亲眼看到了他们的变化与不变。

这个小患者 3 年前就诊时候还是初三中考前（图 7-33），现在已经参加高考了（图 7-34），除了人比以前胖了一些，其他的基本没什么变化，依旧睡眠差、噩梦多、胃脘不舒服，仍有过敏性鼻炎，鼻塞严重。他的舌象也跟以前一样，没有太大的变化，舌尖和两边红赤，舌中间依旧凹陷，有厚腻致密的苔，只是之前更加黄腻一些，现在黄腻减轻了些。身体依旧敏感难调，稍微吃点药就难受。

这个小患者的妈妈经常与我联系，通过交流我感觉到这个小患者有显著的焦虑情绪，且难以调和，除了与他学习压力大有关以外，还与他母亲存在一定的焦虑情绪有很大的关系。久治不愈的儿童疾病，根源很多是与父母有一定关系。父母的饮食习惯传递给了子女，父母的喜怒哀乐等情绪也时刻影响着子女。

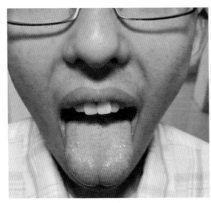 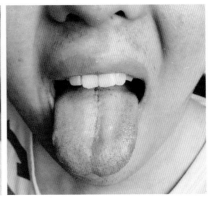

图 7-33　　　　　　　　　　　　　　图 7-34

这个患者两年前诊为脾肾两虚，舌中间凹陷明显（图 7-35），勃起功能较差，性欲差，容易焦虑，时隔两年还是这个样子（图 7-36）。

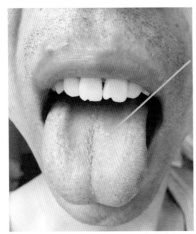 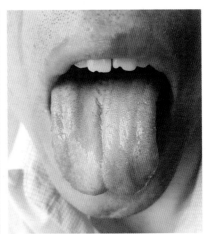

图 7-35　　　　　　　　　　　　　　图 7-36

他两年前（图 7-37、图 7-38）因为尿频、尿急、夜尿频繁找我诊治，本患者有一个显著特点，舌根部剥脱了一块舌苔，症状正好也集中在舌根部，服用了一段时间中药后症状就消失了，后来没有随访，两年后因为类似的情况又来了（图 7-39、图 7-40），并且还出现了性功能下降，舌质比以前淡了一些，可能是因为近期受寒，也可能是因为气血较两年前有所亏损，但是舌根部情况跟以前一样。

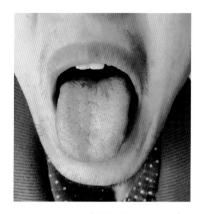

图 7-37

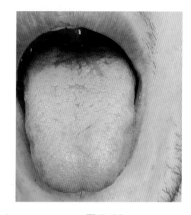

图 7-38

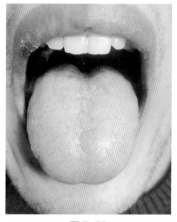

图 7-39

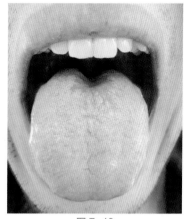

图 7-40

这位患者（图 7-41～图 7-43）几年间断断续续找我开方服药，治疗他的食管反流及胆囊部疼痛问题。这几年间观察他的舌象，状态差的时候可能苔黄一些，影响了水液代谢时可能水滑一些，但是基本特点几乎没变，就是两边红少苔，中间苔微腻，属于典型的肝郁乘脾证。每次用些柔肝缓肝的赤白芍、当归、枸杞之类，症状就能缓解，但是患者苦于工作压力和入睡较晚，症状反反复复，终难根治。

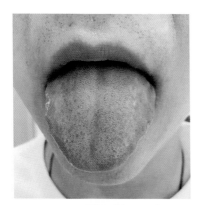

图 7-41

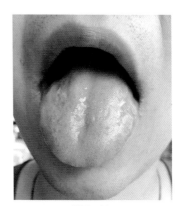

图 7-42

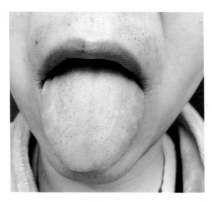

图 7-43

总的来说，要想解决体质问题，就要进行长期饮食习惯调整，比如减少糖油摄入；调整生活环境，比如针对南方潮湿和北方干燥的环境进行调整；调整情绪，加强个人涵养，跳出家庭情绪的渲染，这些都很重要。

这一点我个人体会也是比较深的，我就是虚寒易过敏的体质，一直患有过敏性鼻炎，春天严重的时候甚至有类似于哮喘的感觉，从大学二年级开始我通过艾灸足三里、关元来控制过敏性鼻炎，隔三差五进行艾灸，这样一坚持了好多年，发现体质开始慢慢有所改变，以前喝不了冷水，喝了胃肠道不舒服，灸了很多年以后，感觉也可以冷热不避了。

就因为这些因素很难改变，所以一个人的体质很难改变。这也是为什么很多时候医生给患者看病，拟方服药很快很容易见效，但是断药以后容易反弹的原因。因为导致他现状的病根没有纠正。

第 八 讲
午夜烧烤舌

导读

在临床上，会碰到形形色色的患者，有的病程长，有的病程短，有的症状多，有的症状少。有的病情简单，有的病情复杂。那么简单和复杂是如何区分的呢？

◎ 病情复杂，舌亦复杂——阴虚夹湿为例

有的时候，患者可能说了一大堆症状，看似问题严重，其实不难治。

比如下面这位：

图 8-1 中的患者说：医生，我怕冷，大便不成形，性功能不好，手脚总是很凉，冬天很难受。患者说了很多症状，但是舌头一伸：均一的淡白。这类患者虽然症状多，但是不难治，结合病史进行辨证，属于典型的脾肾阳虚，只要稍稍用点温阳的药，马上诸症都会改善。这类患者症状虽然多，但是这么多的症状指向性比较单一，但诸症都指向一个方向的证型，看他的舌象表现也是单一的。

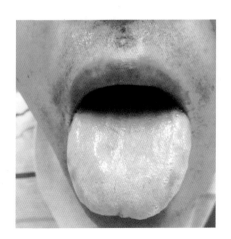

图 8-1

另外有些患者就不是那么好治疗了。

比如图 8-2 这位患者，他的症状也是性功能不好，胃口欠佳，大便不成形，睡眠不好。咋一听跟上面的那位患者情况类似。

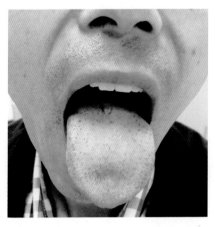

图 8-2

但是舌头一伸，舌象表现为：舌苔厚腻，舌根特别厚，舌两边及舌尖红而无苔。

舌红无苔主阴虚，主热。腻苔多主湿浊、痰饮。又有白腻和黄腻之分。黄腻主湿热、痰热（湿与热相搏结）。白腻主寒湿、湿浊（寒与湿相混杂）。舌尖主心肺。舌两边主肝胆。

对这位患者的辨证显然就比较复杂了，涉及好多脏腑，而且虚实夹杂，他的舌象也比较复杂，总得来说此人辨证属于阴虚夹湿，碰到这种阴虚夹湿的舌该如何治疗呢？滋阴会加重湿阻，燥湿或利湿会加重阴伤，治疗上常陷入两难。

但是这种复杂的舌象在当今社会特别常见。

图8-3是一位尿毒症患者，就是这种舌象，表现为胃口差，恶心想吐，睡眠差，焦虑，眩晕。

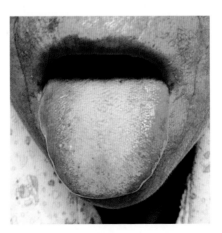

图 8-3

下面几位也是这种舌象（图 8-4 ～图 8-8）：

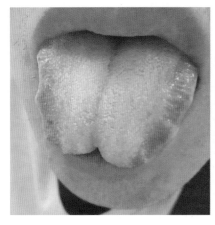

图 8-4

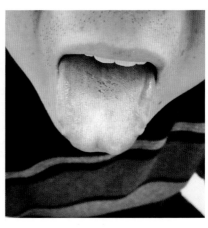

图 8-5

图 8-6 是急性胆囊炎患者。

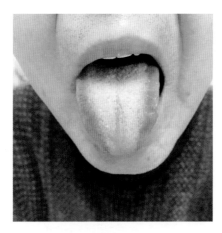

图 8-6

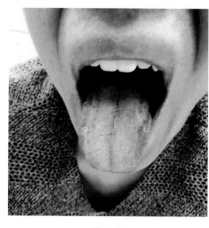 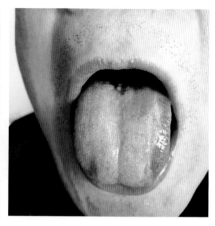

图 8-7 图 8-8

图 8-9 这位患者，除了跟上面几位一样的舌两边红，中间苔厚腻之外，舌两边有两道唾液线比较典型。有学者提出舌面两侧这两条细长的黏腻的唾液线叫肝郁线，有"肝郁线"的人，经常神经紧张、焦虑、失眠、多梦、易惊醒、脉弦等。我经过一段时间的临床验证发现，还真是这样，下面给大家介绍几个比较典型的例子（图 8-9 ～图 8-13）。

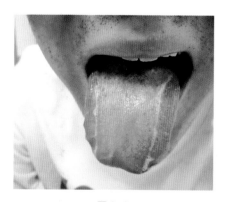

图 8-9

137

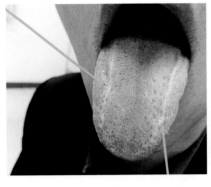

图 8-10

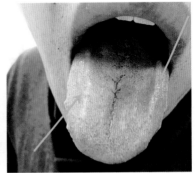

图 8-11

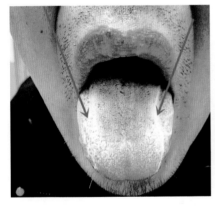

图 8-12

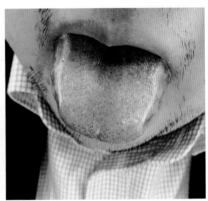

图 8-13

对于有这种肝郁线的患者，除药物治疗外，精神疏导也很重要。

下面谈谈这种常见的中间厚腻舌苔，两边舌质红无苔的舌出现的原因：

舌两边红而无苔是心肝阴伤的表现，引起这一现象最主要原因是熬夜。现代文明社会带来了丰富多彩的生活，电和灯泡的发明使得人类活动昼夜划分变得不那么明显。古人讲要睡子时觉（晚上 11 点开始），如果长时间不睡子时觉，身体得不到休息，就会逐渐出现心肝肾阴伤的情况。不管是因为从事其他活动不睡，还是因为身体原因导致的睡眠障碍，日久常会出现这种舌象。所以碰到这种舌，患者往往睡眠不佳。肝阴一伤，肝阳偏亢，这类人还会有焦虑、脾气急等表现。

厚腻舌苔是中焦脾胃湿阻的表现，现代人生活条件普遍变好，饮食变得丰富，但运动却太少，于是脾胃功能减弱，肥甘厚味吃下去消化不了，日久便形成痰湿。

上述熬夜和肥甘厚味进食太多的这两种情况往往容易同时出现在一种人的身上。喜欢熬夜，夜生活比较丰富，那些玩到半夜吃烧烤的人常出现这种舌，因而我把这种舌命名为：午夜烧烤舌（图 8-14）。

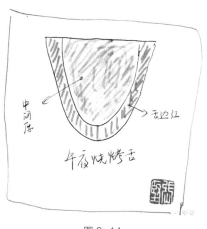

图 8-14

阴虚夹湿证的治法比较复杂。明代名医张介宾把湿邪分为湿热和寒湿，强调对于湿热兼阴伤者，当以滋阴为主。我觉得治法是根据病因来的，既然这种舌象常因熬夜、乱吃东西引起，首先得交代患者应按时睡觉不熬夜，饮食有节，改善饮食结构，其次才是药物辅助治疗。这类患者我一般不予直接滋阴或者直接燥湿，而多采取酸甘化阴的方式，以参苓白术散或者补中益气汤为底，加芍药、天花粉、乌梅、牡蛎等，热象明显者可加少许黄芩、黄连。

分享一例典型的午夜烧烤舌患者治疗前后的照片：

治疗前（图 8-15）：舌中间黄腻，两边红而无苔。

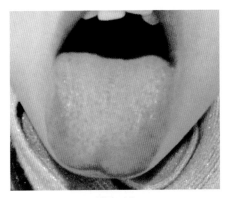

图 8-15

治疗后（图 8-16）：已转为均匀的淡红舌、薄白苔。

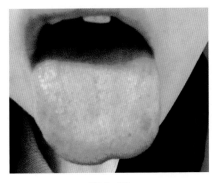

图 8-16

处方：党参 10g，炒白术 10g，茯苓 10g，白扁豆 10g，陈皮 10g，山药 10g，生甘草 6g，莲子肉 10g，砂仁 6g，生薏苡仁 30g，桔梗 10g，白芍 10g，赤芍 10g，黄芩 6g。

图 8-17 是图 8-15 的姑娘服药两周以后，稳定的状态，她感觉症状明显缓解，舌也变成均一的淡红舌，薄白苔。

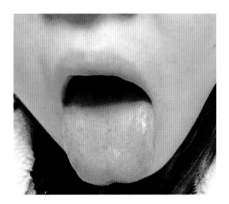

图 8-17

小结：午夜烧烤舌是一个代名词，代指那些心肝有热兼脾胃湿胜的人，这类舌象在当今社会极为常见，多由不良的生活习惯造成，纠正生活习惯排在首位，药物治疗时滋阴与燥湿存在矛盾，应把握平衡，用药切莫激进。

第 九 讲

一份红一份热

——"点刺舌"与"寒热并用"

　　舌诊除了有助于诊断，对身体可能出的问题起到警示作用外，它最重要的作用跟脉诊、问诊一样，是为处方用药提供依据。

　　今天给大家分享一类很常见的舌象——点刺舌（图 9-1）。

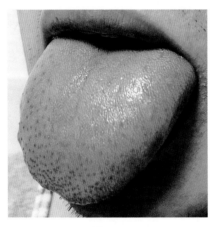

图 9-1

　　这样的舌头最突出的特点是舌尖及两边满布红点。经常有人问这些红点是什么？这些红点是发红肿胀的舌乳头。

　　那么对于中医来说它有什么样的临床意义呢？

中医上称这种舌为点刺舌。所谓点舌，就是舌面有星点，但是突出表面不明显，所谓刺舌，就是指舌面不仅有星点，而且突起比较明显，突出舌面，高起如刺，摸上去还糙糙的刺手。常见的有点刺舌、芒刺舌等。点舌、刺舌主热证。根据点刺的分布部位，可以推断热邪的大概位置。舌尖生点刺，多为心火亢盛；舌中生点刺，多为胃肠有热；舌两边生点刺，多为肝胆有火。

图 9-2 这个患者跟图 9-1 那个患者的明显区别就是虽然红点少，但是分布在脾胃分区，而且红点凸出舌面。

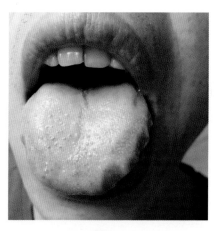

图 9-2

图 9-3 这个患者及图 9-1 的患者，舌质均不是特别红，以淡白为主，看似与刚刚说的点刺舌主证为"热证"相矛盾。其实不然，这位患者舌体胖大，齿痕明显，苔白，属于典型的脾虚寒证。如果机械地认为有点刺就用寒药，效果肯定不好，但是以我的经验，完全不顾点刺，一味地用温燥药，患者服药后也不舒服。这种是寒热夹杂，以寒

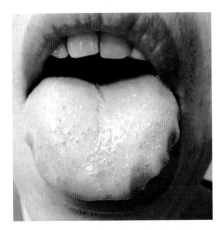

图9-3

为主，夹有郁热，有点像一片绿草坪，中间开着点点红花的感觉。可以用张仲景《伤寒杂病论》中的几个泻心汤治疗，临床上稍稍改变一下寒热药的配伍比例，以热药为主，再加一点黄连、黄芩，效果良好。

延伸：张仲景的泻心汤是为治疗"心下痞"而设，古人对人体脏腑的解剖定位不像现在这么精确，经常混淆心、胃、肠的位置。古人写的"心下"多是指西医学的胃，古人写的"胃"多是指的现代的肠。古人和现代人容易犯的相同错误是：经常把心脏病的疼痛（尤其是心脏下壁的心梗）当成胃痛，临床上应多加注意。

图9-4、图9-5这个小伙子，也是这种情况，苔白腻，不黄，其他症状也是以虚寒为主，但是因熬夜产生虚火，舌尖及舌面红点点很多。对于这种情况治疗时应寒热并用，以热药为主，配伍些滋阴清热的药如玄参、沙参之类。

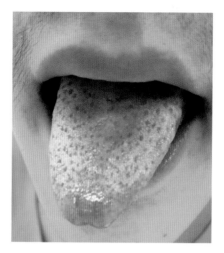

图 9-4

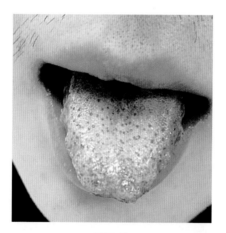

图 9-5

　　图 9-6 这个小伙子经常熬夜，舌尖也红得明显，而且除了红之外，还有舌歪。歪舌多见于老年中风（脑梗、脑出血）患者，年轻人偶尔可见到，脊柱问题比如严重的颈椎病之类，也会见到歪舌。这个小伙子就是患有颈椎病。

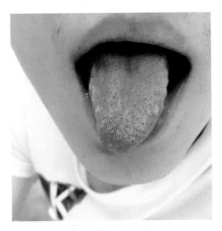

图 9-6

　　图 9-7 这例就是比较典型的中风之后的歪舌头，临床土见到的大部分的歪舌也都是这种情况。

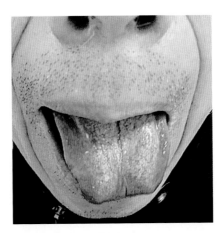

图 9-7

　　图 9-8 这个患者的舌上点不是特别红，但是夹有舌边舌苔剥脱，治疗上寒药就不能用太多，少用甘寒即可，甘寒、苦寒区别选用。辨

证时要结合剥苔的位置及对应的主证。

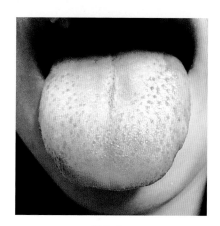

图9-8

图9-9也属于点刺舌，图9-10为治疗后的对比图。

上面列举的多以舌淡苔白为主，夹有红点，治疗上要寒热并用，以热药为主，少佐寒药。那与此相对的情况呢？

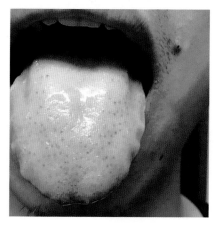

图9-9

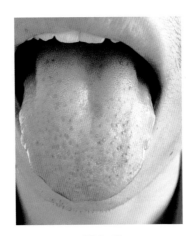

图 9-10

　　图 9-11 的患者跟上面列举的一样，都有红点刺，但是他舌红，苔黄腻。这就明显属于热证了，用药要以凉药为主，少佐以热药。这种舌质红的"热"跟红点刺的"热"是有区别的，宏观来看：舌质红的热相对容易退去，红点的热比较难退去。

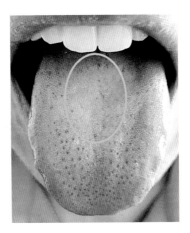

图 9-11

用温病的术语来说，舌质红热多属于气分热，红点刺的热多属于血分热，程度不一样的。红点表明热的层次深，想完全去掉需要时间，不是那么容易。

这个患者治疗一段时间以后，红点少了一点，黄腻苔也退了（图9-12）。

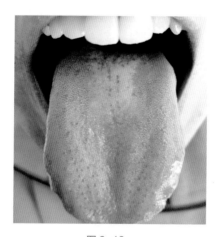

图 9-12

红点不代表热盛有多重，但是表明热的层次比较深，想完全去掉，需要时间。

再结合参看开篇患者的舌象（图9-13），与点刺舌（图9-14）可做出对比。

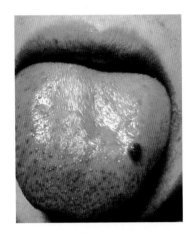

图 9-13

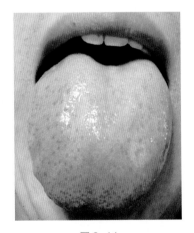

图 9-14

小结：舌面有红点，多是有郁热的表现，所谓郁热就是局部的热。结合红点的分布部位，可适当选用归经清热药。但是红点不代表身体整体的寒热属性，整体用药的寒热还是要根据整体舌质舌苔。处方用药要兼顾红点代表的郁热问题，寒热并用是常法。寒药的选用也要慎重，必中病即止，不可久用伤阳。

寒药分大寒、微寒、甘寒、苦寒。

多选用甘寒、微寒的药物：生地黄、赤芍、牡丹皮、玄参、沙参、石斛。

少选用大寒、苦寒药：黄柏、黄芩、栀子、龙胆草、大青叶之类。

○ 南辕北辙
——寒病误用寒药，论治疗方向的重要性

在"一份红一份热"的章节已经给大家传递了重要信息，看到红舌热证切不可单纯地只用清热泻火药，此类患者很多时候只是局部有些热证，整体还是属于寒证。有很多坏病就是因为误诊误治导致的，所以一定要辨证准确。

下面给大家分享一些案例来说明这个问题。

这位患者（图9-15、图9-16）咽喉疼痛连及耳后，在医院静滴5天抗生素治疗，效果不明显，于是求助于我。患者全身怕冷明显，有轻微咳嗽，这种情况需要结合舌象进行诊断，齿痕明显，舌面微微浮有一层黄苔，本质是虚实夹杂，以虚寒为主，夹杂一些浮热的表现。抗生素在中医看来类似苦寒药，以苦寒药治疗虚寒证，治疗方向就是反的，效果自然很差。我给她拟了一个处方：党参、白术、升麻、桔梗、枳实、防风、荆芥、羌活、独活、柴胡、细辛、干姜、黄连、黄芩、白芍、泽泻各3～6g，这是学习李东垣的处方用药风格，少量多味，风药胜湿，同时热药为主，少佐凉药。效果很好，两三剂下去患

者症状就缓解了。

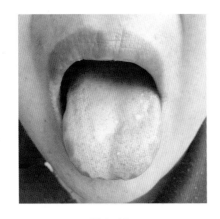 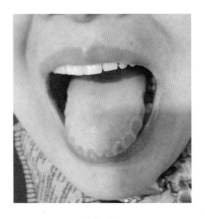

图 9-15   图 9-16

病情好转以后观察她的舌象（图 9-17），舌苔变化最为明显，本质还是虚寒证为主。

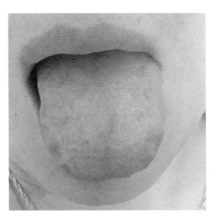

图 9-17

这类疾病的治疗关键在于寒热并用，热药多，寒药少，寒药主药为黄连，此外还要化湿邪，之所以用抗生素清不了浮热是夹湿的缘故，风胜湿，选用风药，比如羌活、独活、荆芥、防风均可选用。

像图9-15这种情况尤为常见，平素虚寒体质的人，偶感外邪，可能是风寒，也可能是风热，影响了脾胃运化及肝肺调畅气机，造成水湿积聚，就会出现上述情况。

这位患者（图9-18）也是一个普通的感冒以后，自己在药店购买了一些治疗感冒的中成药，这些中成药好多都是以苦寒药为主的凉药，结果吃了以后，病情久治不愈，拖了二十几天。表现为这种有胖大齿痕、水滑欲滴的舌头，明显属于寒证，如果再用苦寒的中成药，自然越治越差，越治越重。本患者如果不治疗的话，可能一个星期也就自愈了，但是经过误治，明显延长了病程，这种情况临床上比较普遍。我给他拟了一个类似上一例患者的处方，只是去掉了黄连、黄芩，一味凉药都没用，结果他服了一剂就感觉好了一半，两三剂以后感冒也就好了。

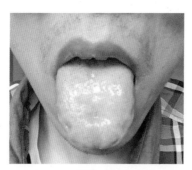

图9-18

这样的案例在生活中比比皆是，很多人感冒以后，不管风寒风热，都是去卫生院进行抗生素输液治疗，最后也不知道是自己痊愈的还是抗生素治好的。

这位患者（图9-19、图9-20）也是感冒以后，去输抗生素，结果一直感觉身体乏力、沉重，还引起了性功能障碍，他自诉以前没有这些问题，观察舌头发现，舌苔中后部分厚腻明显。显然跟这次感冒输液灌进去很多水，又出不来、散不开有很大的关系。给他拟了一个跟前面处方类似方子，但是减少了风药的使用，适当加用了一些利湿药，因势利导，利小便去湿邪。结果他每服一周药病情变化都非常明显。

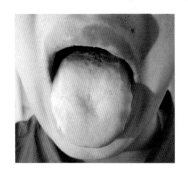 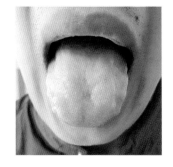

图9-19   图9-20

眼看着厚腻的舌苔从前向后慢慢退去，身体状况恢复明显，半个月时间也就恢复到了感冒之前的样子（图9-21）。

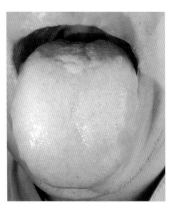

图9-21

两周以后舌头看上去清清爽爽（图 9-22），我一直强调，祛湿以后舌质不红才是王道，因为有时某些医生急功近利，用一些大辛大热的药，短时间化了舌苔，但这样的话舌质也会变红明显，停药会病情很容易会卷土重来的。

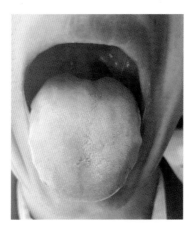

图 9-22

以上三个非常典型的案例，都是寒病误用寒药以后导致的问题。感冒是一个非常普通的疾病，也是最容易出现误诊误治，类似的还有糖尿病早期，好多腻苔的舌头，很多患者想当然认为糖尿病就是阴虚，就自行服用六味地黄丸滋阴，很多男性性功能障碍患者，不辨证型就想当然认为自己是阳虚，自服壮阳药，结果越吃情况越差。

舌诊在中医治疗方向的把握上很多时候能起决定性的作用，基本上所有的中医，不管重视不重视舌诊，处方用药之前都会看一眼舌头，这样才不会犯南辕北辙的错误。

第 十 讲

现象还是本质

导 读

舌诊是张仲景之后发展起来的重要诊法，《内经》和《伤寒杂病论》里面舌诊的内容还是比较少的，只有零星提到。比如《金匮要略》的"腹满寒疝宿食病脉证治篇"说：舌黄未下者，下去黄自去。

舌质只有红白之分，所以张仲景说的舌黄应该指的是苔黄，图10-1、图10-2这个患者就比较典型。此患者因腹痛入院，舌质紫，

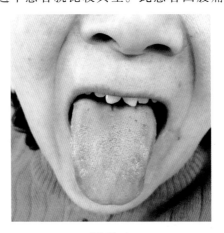

图 10-1

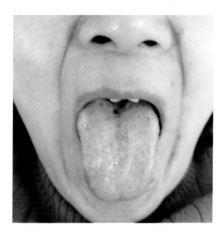

图 10-2

舌根黄腻，大便多日未解。我给她拟的处方中用了大黄，大黄既有活血作用，还有通下作用，大便通了以后黄苔很快就退去了，腹痛也随之有所缓解。

　　舌头基本上能很客观反映身体的情况，是人体内环境最直观的表现，温度（寒热）、湿度（痰湿浊瘀）、气血盈亏等尽显其中。但是有时候它反映的仅仅是一种表象，甚至是假象，莫要见到现象就不假思索地出手；当反映的是问题的本质时，我们不可视而不见，那么什么时候是现象什么时候又是本质呢？这是一个很值得思考的问题。

○ 常见的假象要排除

　　比如长期抽烟者的舌。

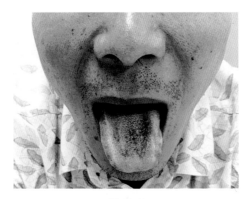

图 10-3

看看图 10-3 这位患者，因长期抽烟染了一层黄苔，这时不要误认为他有湿热。他的舌质和旁边苔，是以淡白为主，本质属虚寒。跟问诊的情况也比较符合，患者确实是怕冷不怕热。

抽烟染苔很常见，常见的有黑苔和焦黄苔（图 10-4）。

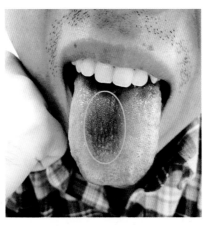

图 10-4

这个姑娘（图 10-5、图 10-6）平时不抽烟，舌苔焦黄发黑，她并没有染苔，她是吃了一段时间抗生素以后，菌群失调出现的黑苔，我把这种吃了抗生素以后出现的焦黑苔舌头称为：抗生素舌。

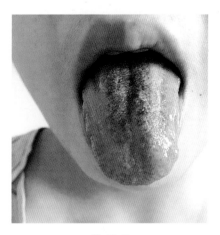

图 10-5

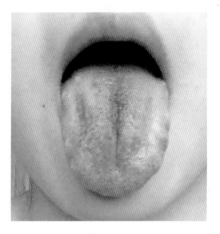

图 10-6

图 10-7 这个患者舌头和口腔长了溃疡，自己服用了一周头孢类药物，舌头就变成这样的黑苔了，口腔溃疡依旧没好。

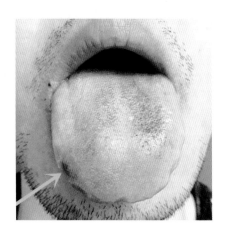

图 10-7

图 10-8 的这个患者是慢性咽炎急性发作，痰多，总觉得咽喉不适，平时贪凉饮冷，于是自行购买了头孢类药物和蒲地蓝消炎片服用，结果越吃越重，就是好不了。找我诊治时，舌头如图 10-8 所示，有灰黑苔。

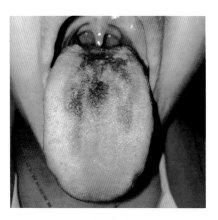

图 10-8

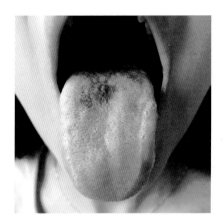

图 10-9

抗生素在中医人看来，有类似清热解毒的功效，如果患者确实有热证，用抗生素可能见效，关键问题是很多人患慢性咽炎和口腔溃疡，中医辨证并非热证，而且大部分都不是实热证，多为虚火上炎，有些反而是寒证，类似于李东垣脾胃论里面所讲的阴火，这种情况用抗生素就会适得其反。

比如下图这位口腔溃疡患者（图 10-10）

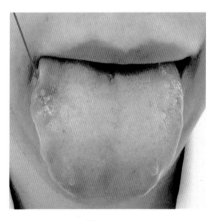

图 10-10

虽然同样是溃疡病，但是舌质胖淡，苔白，明显的是一个寒证，这种情况下用寒药冰硼散、西瓜霜之类的清热解毒，将会越治越差，这种情况还是要用热药，少量配伍引火归原的肉桂、吴茱萸等去虚火。

将西医的炎症等同于中医的热证，这是一个最常见的误区。灰黑苔多属于寒证，可用热药，效果一般不错。治疗这类虚火上炎证，不管是口腔溃疡还是咽炎，我学习了东垣补土的思想，多以下方加减运用：党参10g，炒白术10g，生黄芪30g，炙甘草6g，白芍6g，赤芍6g，吴茱萸6g，干姜10g，枳实6g，升麻6g，牛膝10g，桔梗10g，当归10g，炒薏苡仁30g。一般两三剂即可见到明显疗效。

图10-8、图10-9这位典型的慢性咽炎抗生素舌患者，用上方两三剂以后黑苔就脱落了（图10-11、图10-12），咽喉不适症状随即消失。

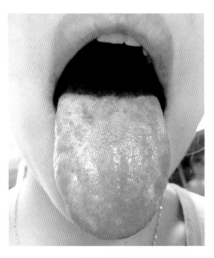

图 10-11

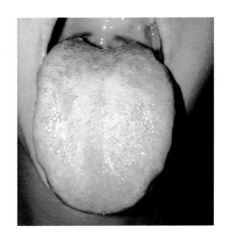

图 10-12

○ 治疗要分标本，简单粗暴不是中医思维

临床上经常会看到图 10-13、图 10-14 这种特别夸张的紫舌患者。青紫舌、瘀斑瘀点舌主疼痛、血瘀。

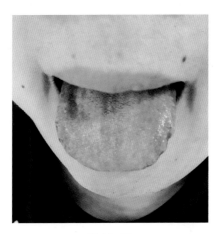

图 10-13

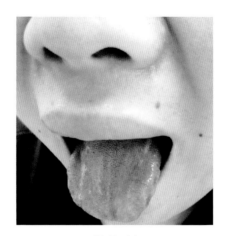

图 10-14

这类紫舌患者（图 10-15、图 10-16），体检显示多有血液黏稠度高，血脂较高。但是也不是必然的，有血瘀征象，或者青紫舌，也不可直接就上大剂量的活血化瘀药。简单粗暴不是中医的思维，这样多半也是看不好病的。活血药甚至破血药多有伤正气的弊端，好多人服用了较多活血药以后会感觉乏力，胃痛不适。中医认为治病要求本，

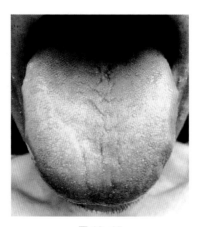

图 10-15

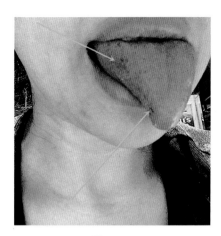

图10-16

看到的是紫舌及其他血瘀征象时，要分析是什么原因引起的。肝郁气滞、寒凝、气虚推动无力均为病因，病因不同治疗思路就不一样。血瘀只是表象，有人总结化痰药也有活血功效，原因就在于有些瘀血是痰饮凝结阻碍了气血运行导致的。同样的道理，补气也能活血，原因在于气虚推动无力也可造成血瘀。代表处方为王清任的补阳还五汤，其中黄芪是主药，佐以其他活血药当归、赤芍、川芎、桃仁、红花、地龙等，以大补肺脾之气，使得气旺血行。在用量上强调黄芪5倍于全方中其他活血祛瘀药的总量。若是寒凝血瘀证，《金匮要略》的温经汤、傅青主的生化汤、王清任的少腹逐瘀汤都可选用，都是活血药配伍温经散寒的药如炮姜、干姜、肉桂、小茴香等。这样才是中医思维，治病求本，而不是见标治标。

　　小结：通过上面几个例子，想必大家有了清晰感受，舌诊能比较敏感地反映身体状况，但是又容易被一些因素干扰，比如吸烟、食物等，很多时候真假难辨。同时舌象虽然直观地反映了身体的状况，但是它不是全部，还需要结合其他资料以明确诊断。舌象跟治疗手段不是简单的一对一关系，不是简单的什么舌用什么方，而是需要运用中医思维进行辨证，要思考现象背后的本质是什么。

临床上这种舌尖红刺现象很常见，尤其是现代人有不良生活习惯，喜欢熬夜，长此以往舌尖往往会变红，图 10-17、图 10-18 这位患者

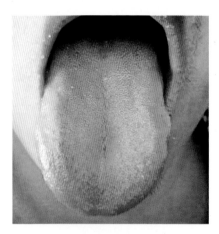

图 10-17

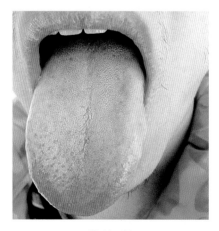

图 10-18

就是如此，长期熬夜，舌红赤明显，听过几次健康宣讲后，逐步改善了生活习惯，红红的舌头也慢慢淡下来了。这类患者不一定都需要药物治疗，如果不改变生活习惯，强行用药物对抗只会对身体产生不利影响。通过上面这个例子可以看出，有人是因为生活习惯不好不睡觉导致了舌红赤，而有人是因为睡不着觉导致的舌红赤，两者治疗起来是不一样的。

同时一些外感患者也会出现舌尖红赤，这时治疗原则当然还是以解表为主。

对于舌红者，多数情况下不能用太多苦寒泻热的药。

比如图 10-19 这位患者。

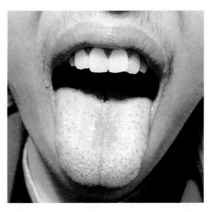

图 10-19

这个患者是一名高中生，学业负担较重，来就诊时面色晦暗发黄，患有鼻炎多年，经常鼻塞不通，平素怕冷，穿衣比一般人多，有多年的肠胃问题，胃口一般，常觉腹胀，入睡不难，但整夜做梦，睡眠质量较差，通过看舌象，我的第一感觉是这个小伙子不容易调治，舌中间凹陷，舌苔厚腻中间灰黑，舌尖红赤明显，这属于虚实夹杂证。李东垣讲脾胃虚则九窍不通，经脉理论认为手阳明大肠经上夹鼻孔，足阳明胃经起于鼻旁迎香，鼻子的问题从脾胃入手治疗也可收到良效。《内经》讲：胃不和则卧不安。睡眠问题从脾胃论治也是一条重要思路，这个患者是属于典型的脾胃虚寒，心火虚亢。就不能简单地用寒药清心火，那样只会越清越重。

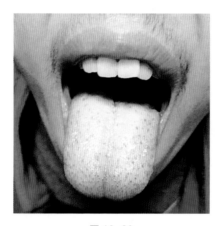

图 10-20

图 10-19、图 10-20 这类患者是比较难治的，虚实夹杂，处方需要平和，徐徐图之。这位患者服中药调理一周后鼻塞稍有改善，家属未再坚持让其服药，但时隔不久即又因类似问题来就诊。这类患者需要一段较长时间的调治，使得脾胃充实，气血充盛方能使得卫外有源，身体康复。

◉ 通过舌诊判断临床疗效较为准确

舌体的胖瘦及舌苔的润燥反映了身体津液的荣枯情况，舌诊对于疗效的判断往往是客观的，显而易见的，舌体由胖转瘦，舌苔由润转燥，是水液减少的标志，水液过度潴留我们认为是伤于湿邪，再过分消耗就是伤津了。

例 1：

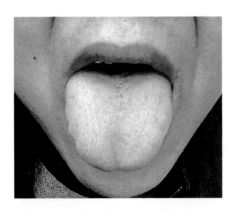

图 10-21

图 10-21 这位患者舌体有齿痕，表面覆盖一次薄薄的黄苔，有少许裂纹，但是舌苔尚属饱满。

但是遇一医，给以下处方：制附子 15g，干姜 12g，炙甘草 6g，党参 12g，白术 12g，陈皮 12g，茯苓 15g，薏苡仁 20g，黄芪 30g，泽泻 12g。服用一周以后，舌如图 10-22、图 10-23 所示。

他的舌体变得瘦瘪而干，苔老。这是明显的津液受损表现，以上的治疗思路显然是错误的。当然这个患者算是一个比较极端的例子。

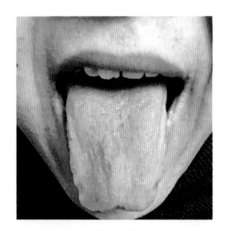

图 10-22

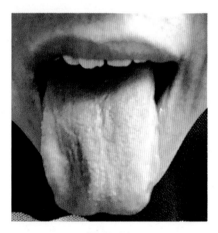

图 10-23

例2：

　　图 10-24 这个患者初来就诊时，舌苔微微发黄，污而不净，干燥不润，还有一些陈旧的痕迹，

　　经过治疗之后，舌体变得饱满，舌苔润泽（图 10-25）。岁月的痕迹无法抹平，但是当下感觉还是很好的。

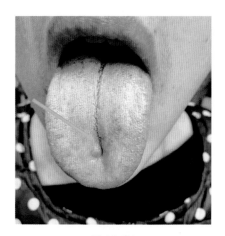

图 10-24

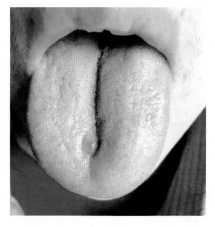

图 10-25

　　随着人的吃饭喝水，舌苔在一天之中会有不同的变化，但是总的来说，避开吃饭时间，一天中相同的时间段舌象还是比较稳定的。舌苔的润燥最能反映体内津液的输布和荣枯情况。舌苔厚薄润燥的动态变化也是衡量治疗效果特别敏感的指标。

○ 情不知所起
——情志问题的分类分析

每次读到古籍中讲到一些效如桴鼓的案例，总觉得有些不真实，因为我们现在碰到的很多疾病实在很难治疗，很少碰到那种三五剂下去就效果显著好转甚至痊愈的。之所以现在的疾病难治，一个重要的原因是现代人的情志问题非常突出，情志问题突出以后，还会导致沟通比较困难，甚至依从性差，使现代人的治疗难度加大。

因为情志疾病逐渐增多，所以这几年引起了我的关注，这里按照脏腑给大家做一下分类总结。

心藏神，心为君主之官，五脏六腑之大主，脏腑心出了问题以后，就会心神不宁，情绪问题表现特别明显。

舌尖红的人多心火旺（图 10-26 ～图 10-29），心火旺的人最为典型的表现是：睡眠障碍，情绪不好。睡眠不好（可能是入睡困难，可能是多梦）又会导致情绪问题的加重，慢慢陷入恶性循环之中。

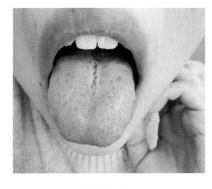

图 10-26

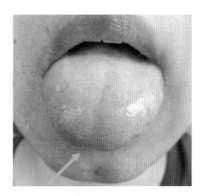

图 10-27

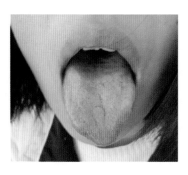

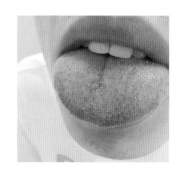

图 10-28   图 10-29

　　舌尖红赤的这类人，治疗是相对比较棘手的，症状繁杂多样，其中很多人表现为尿频、早泄。这类被归为精神类的尿频和中枢性的早泄就比较难治疗了，这类问题除了与心有很大的关系外，最为直接相关的是主封藏气化排泄小便的肾，中医基础理论认为，肾水上升于心，与心阴共同涵养心阳，使心火不亢，心火下降于肾，与肾阳共同温煦肾水，使肾水不寒。正常情况下这是一种水火既济、相互平衡的关系。所以很多时候，心火虚亢的本质还是肾阴不足。这类患者我们常规应用一些养心阴、安心神、清心火的药物比如酸枣仁、柏子仁、夜交藤、黄连等，代表方剂有《金匮要略》酸枣仁汤，组成为酸枣仁、甘草、知母、茯苓、川芎，还有《摄生秘剖》天王补心丹，组成为生地黄、人参、丹参、玄参、茯苓、五味子、远志、桔梗、当归、天冬、麦冬、柏子仁、酸枣仁（朱砂为衣）。还应该重视补肾阴、引火下行，熟地黄、山茱萸、牛膝等也是非常重要的药物。除此之外，重用重镇潜阳的药物是起效和缩短疗程的关键，可选生龙骨、生牡蛎、珍珠母、石决明、磁石等。

　　肝主疏泄，肝与情志的调畅也极为密切。现在很多中医或者中医爱好者碰到情志问题就说是肝郁，其实很多时候并非如此。肝在志为怒，由肝的疾病引起的情绪问题经常是患者比较狂躁，是亢奋型，由心的疾病引起的情绪问题既有亢奋型也有抑郁型。

　　有人是狂躁型，有人是抑郁型，肝的问题大多是狂躁型（图 10-30 ～图 10-33）。

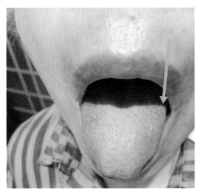
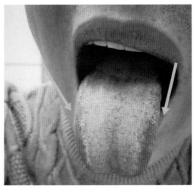

图 10-30　　　　　　　　图 10-31

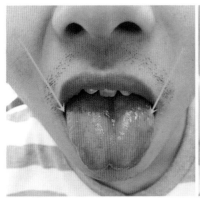
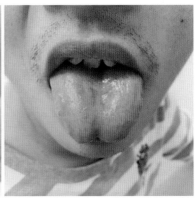

图 10-32　　　　　　　　图 10-33

　　肝藏血，体阴而用阳，肝阳亢的本质是血亏及滋养肝阴的肾阴不足，阴血亏虚不是一天两天形成的，短期内也不容易改善，治疗的时间都比较长，也容易反复。治疗可以采用王旭高《西溪书屋夜话录》中的治肝方法，核心在于治肝分为治肝体＋治肝气，肝体、肝气类似于肾精、肾气的关系，一个是物质基础，一个是功能表现，名医名家的经典用药组织可以直接套用，效果往往比自己拟的效果要可靠。调肝气用青皮、陈皮、香附、金铃子（川楝子），补肝血用当归、白芍、沙苑子、枸杞子。同时针对这些慢性疾病，可选用一些滋补肝肾的丸药，比如左归丸、知柏地黄丸等。我建议丸药、汤药一起用，因为丸药配方固定，不一定适合所有人的各种各样的情况。

　　除了心、肝之外，还有一个重要脏腑与情志关系密切，那就是脾。脾藏意，脾在志为思（脾主思），《黄帝内经》讲：思出于心，而脾应之。古人早就发现，人的思维活动，虽然由心发出（中医的心类似西医的大脑和心脏），但是与中医脾的关系密切，思维活动也需要物质基础，这个物质基础就是脾胃化生的水谷精微。中医认为：脾虚则不耐思虑，思虑太多又易伤脾，所谓"思伤脾"。胃肠问题引起了情绪问题，情绪问题又能引起了胃肠问题，两者互相影响，有时先后因果很难分辨。脾胃问题引起情志问题会出现忧郁漫长，甚至恐惧，出现狂躁的不多。当下中医医院也是按照西医系统分科进行医疗活动的，我们作为脾胃科医生，发现脾胃问题伴有情志问题出现是非常普遍的，很多甚至比较严重，于是临床上采用中西医结合的办法治疗，除服用中药方剂以外，要用上一些治疗抑郁和焦虑的西药，起到良好的效果。

脾胃的问题多反映在舌中间，脾胃相关的情志问题可能是舌中间的夸张裂纹（图 10-34、图 10-35），也可能是中焦异常的舌苔（图 10-36、图 10-37）。

这两位都是幽闭恐惧症的患者（图 10-34、图 10-36），不敢独自出门，每天都害怕出事，胃口一般，但是便秘明显，睡眠以多梦为主。我给这两位拟了一个类似处方：党参 15g，生白术 20g，生黄芪 30g，炙甘草 6g，当归 10g，熟地黄 10g，川芎 10g，枳实 6g，升麻 6g，桔

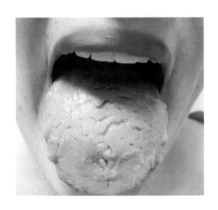

图 10-34

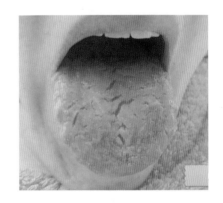

图 10-35

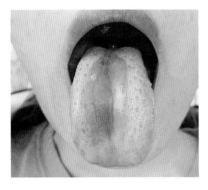

图 10-36

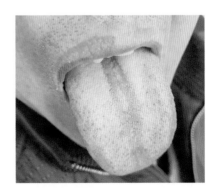

图 10-37

梗 10g，怀牛膝 10g，肉苁蓉 10g，玄参 10g，火麻仁 10g，郁李仁 10g，柏子仁 10g。同时鼓励他们胃口改善以后多吃肉，大概吃了十来天就有一定的改善，其中一位治疗一个多月后效果很显著。

很多时候脾胃问题引起情志问题比较隐蔽，因为脾胃问题的舌象表现多种多样，有时候是舌苔的变化，有时候是裂纹、凹陷等变化。甚至很多时候是一些更隐蔽的。

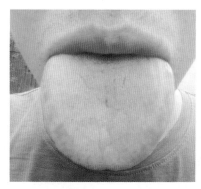 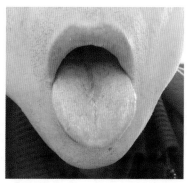

图 10-38 图 10-39

上面两位患者均比较肥胖，第一位伸舌满口（图 10-38），是典型的脾虚胖大舌的表现。第二位体型也很胖，但是舌头伸出来却比较薄，瘦薄（图 10-39）。第二位焦虑抑郁比较明显，还经常出现头晕，在脑科医院就诊后，不愿意服用精神类的药物，于是寻求中医治疗。开始我没想明白是哪里出了问题，后来看许跃远先生的《大医脉神》中讲到"体盛而脉细，必然是脾胃薄弱"，恍然大悟，舌诊的道理是一样的，体胖者出现瘦薄的舌头，必然是脾胃薄弱，瘦薄的舌头是精血不足的表现，精血要想充足都必须依赖后天之本脾胃化生水谷精微。体胖者出现瘦薄的舌头，脉摸上去也都是细的，两者是相通的。是典型的《黄帝内经》所讲的形体不相称的表现，弱小的发动机不能驱动这个庞大的躯壳。

脾胃问题导致的情绪问题，服药是一方面，改善饮食习惯更为重要。一定要适当多摄入肉类（精蛋白），通俗的讲能吃能喝的人，尤其是大口吃肉的人会改善自身的情绪。不当的饮食减肥，或者肠胃出了问题，不仅蛋白质摄入不够，还丢失太多。很多溃疡性结肠炎患者（腹泻频繁的）会有明显焦虑。现代人吃饭的理念存在很多问题，也导致了现在情绪异常者特别的多，这类问题一定要引起我们的重视。

排便是检验脾胃功能正常与否的最显著标志。虽然肠道运输和谐平顺不能完全说明脾胃健康无虞，但是它极具有代表性。对于有精神疾患的患者，要关注他的排便情况，询问每天的排便次数和粪便的软硬程度，据我观察，多数患者肠道会有问题，要么以大便次数多和粪质稀薄不成形为主，要么有显著的便秘干结。

大部分时候身体出现问题不是单一的脏腑出现问题，或者极端地说，很少是单一脏腑的问题，可能以某一个脏腑为主，所以大家要学会组合运用。情志问题很多时候就是与心、肝、脾的种种组合出现问题。比如这位患者（图10-40）舌尖红赤，舌苔也很厚腻，可能与心脾都存在关系。

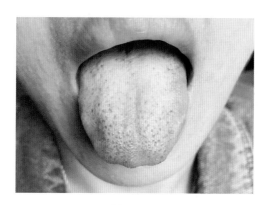

图 10-40

这位中学生（图 10-41、图 10-42）心肝脾胃均有问题，平时在学校沉默寡言，注意力不集中，有睡眠障碍，夜间噩梦很多，学习成绩下降明显，在某脑科医院被诊断为抑郁症，他的父亲想寻求中医治疗，初次就诊，即有白腻的舌苔，舌尖及边红赤也异常明显，两次治疗以后，病情得到了一些改善，舌苔薄了很多，红赤情况也有好转（图 10-43、图 10-44）。

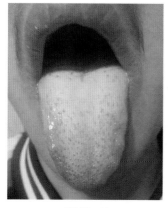

图 10-41

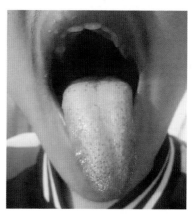

图 10-42

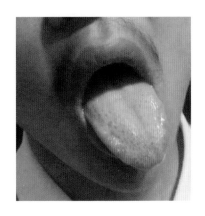

图 10-43

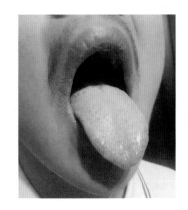

图 10-44

　　从我的归类分析来看，脾胃问题引起的情志改变，多半饮食是首要原因，饮食习惯和饮食结构的不合理是导致这个问题的重要原因。以前是没的吃，现在是有丰富食物供选择。很多人主动不吃，再者吃的东西虽然丰富，但是未必健康，食品添加剂增多，很多调加的物质身体无法代谢，就成了难以处理的代谢废物。心肝的问题要分内外因，外因是当下社会竞争激烈，很多人身处这样的环境，超出了他能承受的范围，内因是心肝问题，本质还是精血不足，精血不足的原因与当代社会人熬夜等不良习惯较多有很大关系。

（完）